AF525637

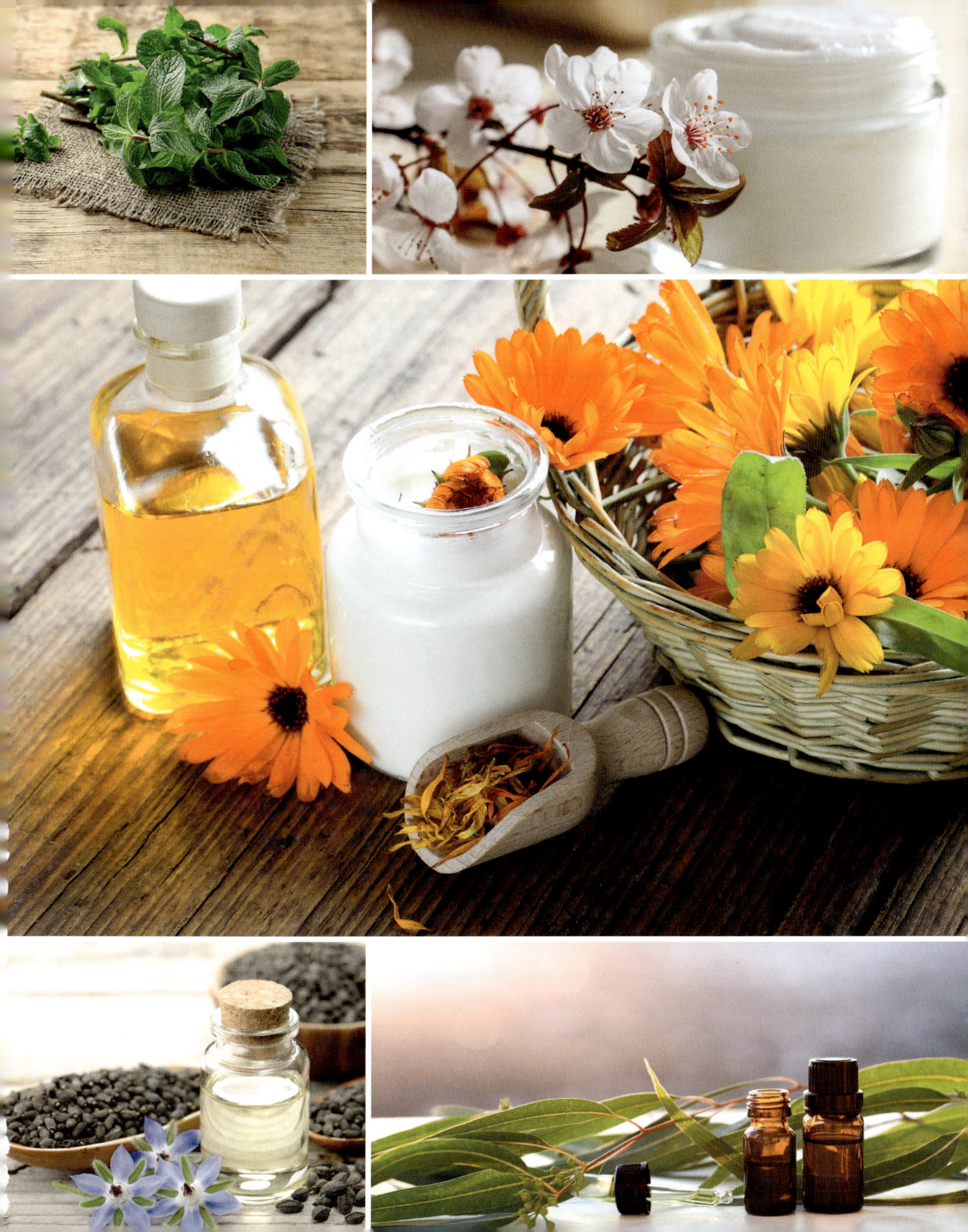

IMPRESSUM

Math. Lempertz GmbH
Hauptstraße 354
53639 Königswinter
Tel.: 02223 / 90 00 36
Fax: 02223 / 90 00 38
info@edition-lempertz.de
www.edition-lempertz.de

Dieses Kochbuch wurde nach bestem Wissen und Gewissen verfasst. Weder der Verlag noch der Autor tragen die Verantwortung für ungewollte Reaktionen oder Beeinträchtigungen, die aus der Verarbeitung der Zutaten entstehen.

Der Markenname „Thermomix®" ist rechtlich geschützt und wird daher nur als Bestandteil der Rezepte verwendet. Für Schäden, die bei der Zubereitung der Gerichte an Personen oder Küchengeräten entstehen, wird keine Haftung übernommen.
Bitte beachte die Anwendungshinweise der Gebrauchsanweisung deines Thermomix®gerätes.

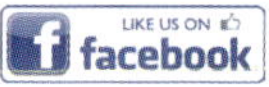

www.facebook.com/MIXtippRezepte

Lektorat: Edition Lempertz, Anna Lehmacher
Layout/Satz: Hilga Pauli
überarbeitetes Layout/Satz: Ralph Handmann
Produktion: Print Consult GmbH
Printed and bound in Slovakia

ISBN: 978-3-96058-110-9

Bildnachweis:
© Adobe Stock: Shawn Hempel, Anke Thomass, Africa Studio, Bill Ernest, goldbany, deal99990, Jürgen Häring, orlio, Anjelika Gretskaia, Heike Rau, Robert Kneschke, juefraphoto, Annett Seidler, Mipa Photo, Tony Baggett, Anna_ok, Ruckszio, highwaystarz, Barselona Dreams, yanadjan, praisaeng, PhotoSG, paolo maria airenti, pholidito, apichart609, Dan Race, Racamani, fox17, photophonie, thingamajigs, osoznaniejizni, Ольга Тернавская, Amy Lv, JPC-PROD, Rawf8, homohomozaza, Elena Stepanova, Syda Productions, tycoon101, monropic, dream79, tunedin, Konstantin Yuganov, David, vainillaychile, BRAD, volff, BillionPhotos.com, Björn Wylezich, Darlya, alekseyvanin
Titelbild: bit24/ © Adobe Stock

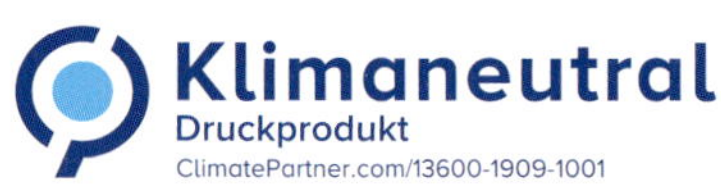

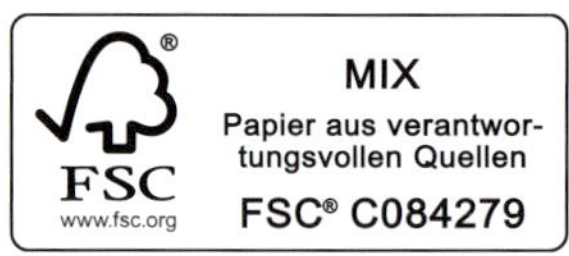

INA-MARIA KLUPS

Heilmittel

GESUNDES AUS DEM THERMOMIX®

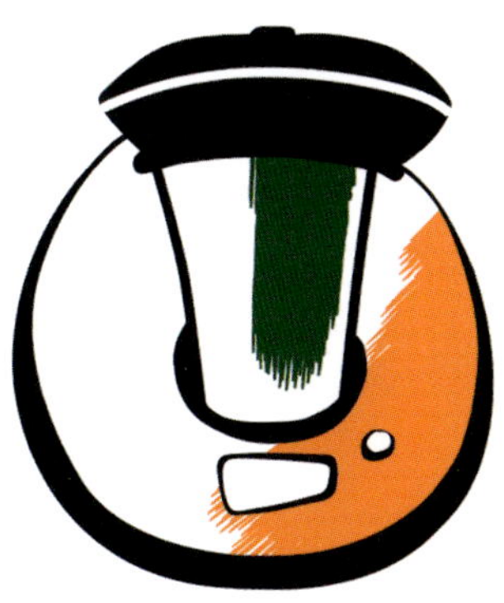

LEMPERTZ

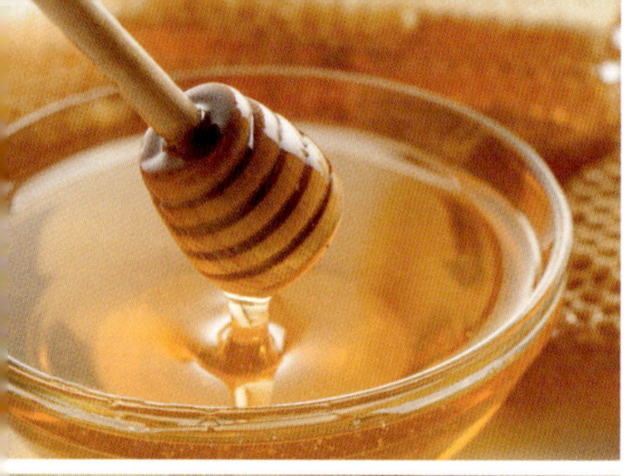
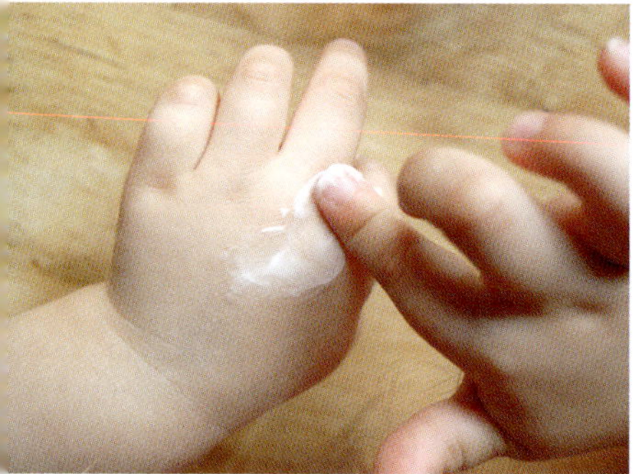
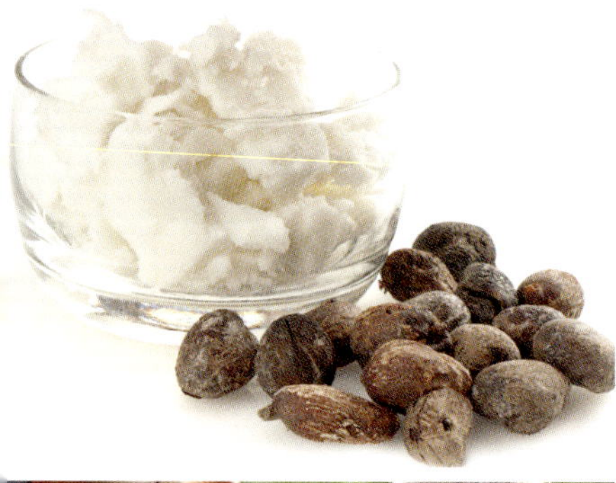
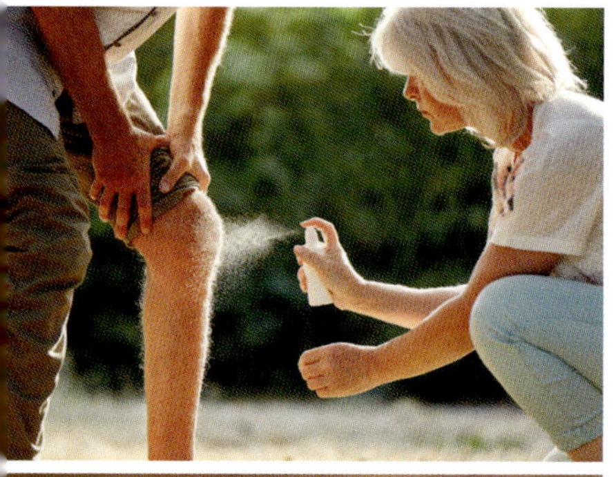
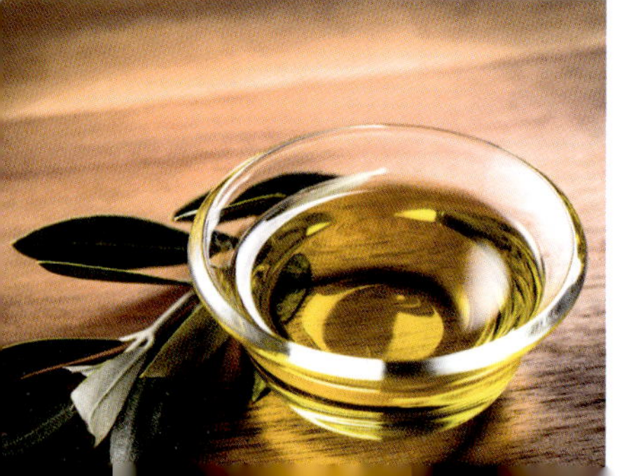

Inhalt

Alles gegen Husten

Alles gegen Krampfadern und Hämorrhoiden

Alles gegen Rheuma, Arthrose und Schmerzen

Dermatika – Behandlung von Hautirritationen

Für unsere Kleinsten

Nasensalben

Pflegeprodukte

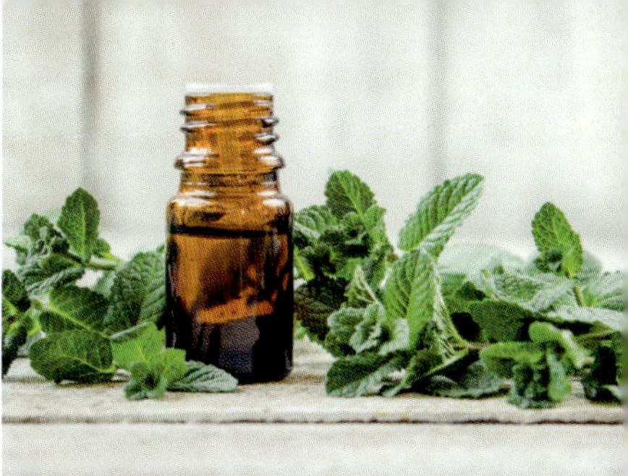

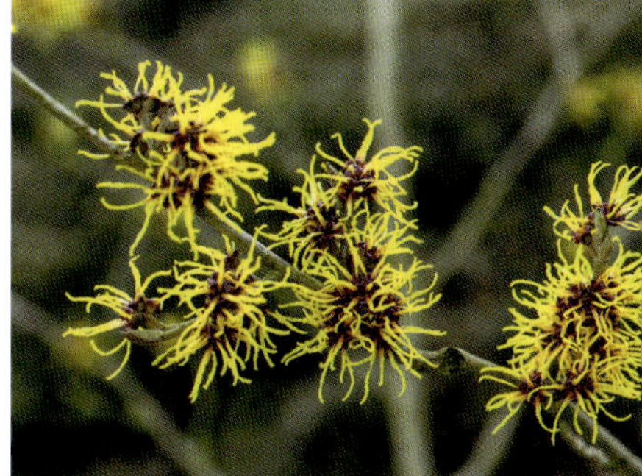

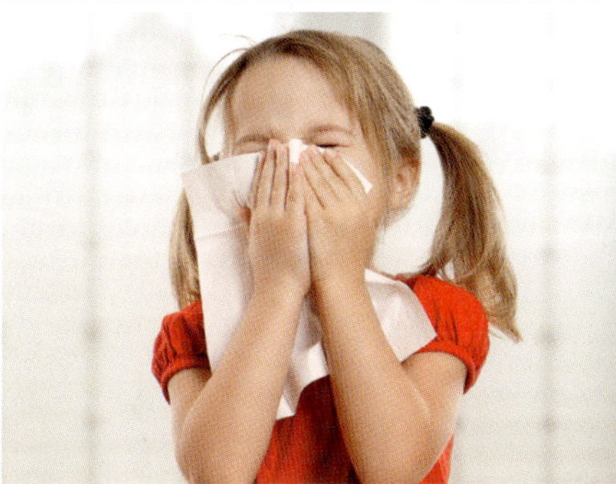

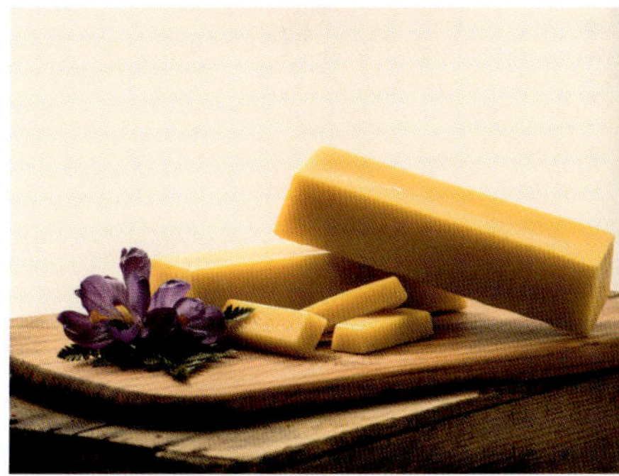

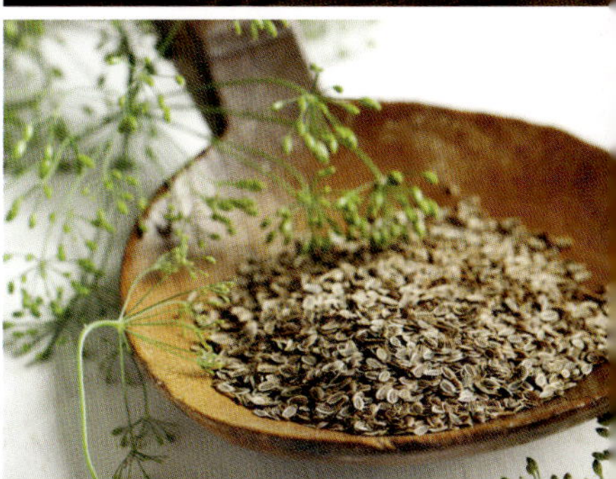

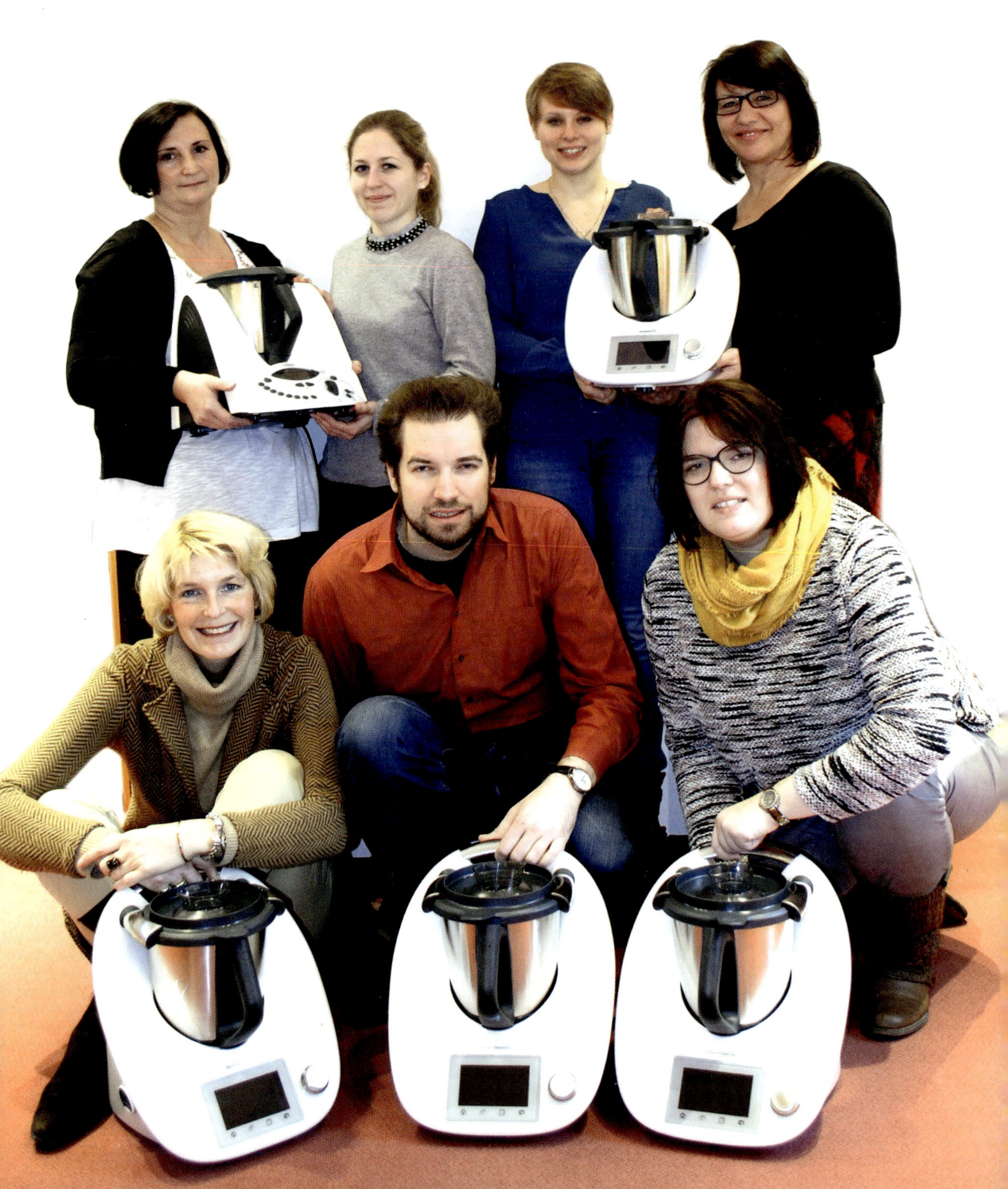

Liebe Thermomixfreunde,

wir kennen sie doch alle, die alltäglichen Wehwehchen. Ob Bauchschmerzen, Husten oder Verspannungen, sie sorgen nicht gerade für gute Laune. Darum sollen sie auch so schnell wie möglich wieder verschwinden.
Dass der Thermomix® kulinarische Wunderwerke vollbringt, wissen wir. Aber dass er dich auch bei Krankheiten wieder auf den Damm bringen kann?

Unsere Autorin Ina-Maria Klups zeigt dir, wie du dir im Handumdrehen deine eigene Apotheke nach Hause holst. Für jung und alt – auch für die ganz Kleinen – finden sich in diesen Seiten nützliche Rezepturen, die du dir mit dem Thermomix® nun selbst herstellen kannst.

Als gelernte pharmazeutisch-technische Assistentin mit über 30 Jahren Berufserfahrung hat Ina-Maria Klups mit der Zeit einen reichen Schatz an Rezepturen gesammelt. Eine Auswahl ihrer bewährtesten Heilmittel hat sie auf den Thermomix® umgeschrieben und in diesem Band zusammengestellt.
Zu jedem Rezept bekommst du selbstverständlich viele nützliche Tipps zur Haltbarkeit, Aufbewahrung und Anwendung. Fachwörter werden verständlich erklärt und natürlich wird auch auf Einschränkungen hingewiesen. So gelingt jede Salbe und jede Creme im Handumdrehen.

Das Team mixtipp wünscht dir viel Spaß beim Ausprobieren der Rezepte und eine schnelle Genesung! Wir möchten, dass du dich buchstäblich „wohl in deiner Haut“ fühlst.

Antje Watermann

Herausgeberin, Edition Lempertz

Thermomix® – und Apotheke?

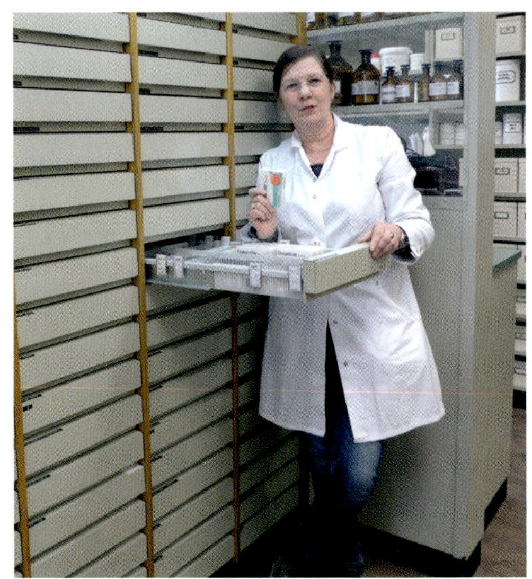

Als ich zum ersten Mal meine Idee äußerte, Rezepte aus Verordnungen und anderen Herstellungsvorschriften in der Apotheke für den Thermomix® umzuwandeln, stieß ich nur auf fragende Gesichter. „Jetzt ist sie endgültig durchgeknallt", haben sie alle gedacht. Oder zumindest doch so einige. Ich wollte ernsthaft Arzneimittel herstellen – in dem gleichen Topf, in dem ich meine Suppe koche? Na ja, natürlich nicht zur gleichen Zeit, habe ich erwidert.

Aber vielleicht sollte ich erst einmal ein paar kurze Sätze zu mir und zu Rezepturen von Heilmitteln an sich sagen.
Seit 1979 habe ich eine Menge Rezepturen gerührt. Jahrzehntelang habe ich als PTA (Pharmazeutisch-technische Assistentin) in verschiedenen Apotheken gearbeitet, die letzten 12 Jahre (und vermutlich bis zu meiner Pensionierung) in meiner Dorfapotheke.
Ich kann mich aber auch noch gut an meine Anfänge erinnern, als ich noch für Patienten, die unter hohem Blutdruck litten, die heute fast vergessene Apothekerkunst des „Pillendrehens" ausüben musste. Mittlerweile wäre dies undenkbar, da die „Großen Riesen" der Pharmaindustrie die Pillenherstellung inzwischen ausschließlich für sich beanspruchen. Auch die Herstellung von Rezepturen wird aufgrund von ständig neuen Auflagen und Anforderungen für die Apotheker immer aufwendiger. Wen wundert's: Fertigsalben sind um ein Vielfaches teurer – und auf diesen Profit möchte die Pharmaindustrie natürlich nicht verzichten.
Aber dennoch: Noch immer verordnen viele Ärzte ihren Patienten eine speziell auf die Erkrankung abgestimmte Rezeptur. So groß ist die Anzahl der Fertigrezepturen nicht, dass sie in Punkto Vielfalt mit individuellen Rezepturen mithalten können.

Ich selber habe schon seit Jahren nicht verschreibungspflichtige Rezepturen immer dokumentiert und mir dabei auch Notizen über die jeweiligen Heilungsverläufe gemacht. Ursprünglich natürlich noch nicht, weil ich bereits dieses Buch im Visier hatte, sondern für die Beratung meiner Kunden. Jeder Patient ist dankbar, wenn ich ihm etwas über das Präparat und dessen Wirkungsweise erzählen kann. Und außerdem haben schon früher, in den Hochzeiten der „Hobbythek", Kunden gerne Substanzen in der Apotheke gekauft, um sich Salben und Cremes selbst herzustellen; der DIY-Gedanke wurde großgeschrieben. Bis die ersten Probleme kamen: Man hatte kein richtiges Wasserbad, keine Fantaschale mit Pistill, die Salben sahen zwar homogen aus, brachen aber nach dem Abkühlen direkt auseinander ... So manches missratenes Objekt wurde anschließend zu mir gebracht, stets mit der bangenden Frage: „Ist da noch was zu retten?"

Als dann ein paar Jahre später die Mikrowelle auf den Markt kam, flackerte der Hobbythek-Gedanke wieder auf. Viele, die sich mittlerweile alle Utensilien besorgt hatten, wollten nun richtig loslegen. Doch wieder kamen die Probleme: Fantaschale und Pistill entpuppten sich als völlig Mikrowellen-untauglich, andere Gefäße sonderten bei höheren Temperaturen leicht giftige Dämpfe ab. Mittlerweile gibt es zwar Glasschalen mit Glaspistillen, die man bedenkenlos in der Mikrowelle benutzen kann – aufgrund ihres Gewichts ist aber gerade das Herausnehmen des heißen Endprodukts eine Herausforderung, auf ich die lieber verzichte. Auf der anderen Seite gab und gibt es die automatischen Rührsysteme – eine feine und hygienische Erfindung, die sich aber leider nicht zum Schmelzen von Grundlagen eignet und daher für Heilmittelrezepturen nur begrenzt einsetzbar ist.

Bei all dem technischen Fortschritt war es mir aber klar, dass irgendwann eine Maschine kommen musste, die all die nötigen Voraussetzungen zur Herstellung der Rezepturen mit sich brachte. Tja, und eines Tages kam dann der Thermomix® in mein Leben.
Ich weiß es noch, als ob es gestern gewesen wäre: Meine Tochter arbeitete damals in Hamburg, mein Mann und ich verbrachten so manches Wochenende dort oben. Eines Tages hatte ich besonders viel gespart und wollte mir eine Handtasche kaufen. Doch wie es manchmal so kommt: Mein Mann und ich stritten unterwegs über den Preis, gingen in leicht gereizter Stimmung durch die Stadt, bis wir schließlich an einem Vorwerkladen vorbeikamen. Beim Blick auf die Thermomix®-Maschine im Schaufenster meinte mein Mann: „Hey, ist das nicht die Maschine, die du mal haben wolltest?" So sind wir ins Geschäft gegangen. Hinter dem Thermomix® auf einem Tresen stand eine nette Dame, die sofort fragte, ob wir vielleicht Hunger hätten? Sie würde uns gern etwas kochen.
Wir hatten eine wunderbar entspannte Stunde im Laden und unsere Stimmung war mittlerweile wieder bestens, bis mein Mann tatsächlich meinte: „Damit wäre das Kochen für dich doch ein Klacks, oder?" Also habe ich nicht lange gezögert und mir spontan einen Thermomix® von dem eigentlich für die Handtasche gedachten Geld gekauft! Darüber hab ich noch länger geschmunzelt und jedes Mal, wenn ich nun in die Küche ging, gedacht: Da steht sie jetzt, meine Handtasche!
Aber meinen Mann plagte dann wohl doch ein wenig das schlechte Gewissen: Zu Weihnachten lag eine Handtasche unter dem Christbaum.

Mittlerweile habe ich den neuen TM5® und ich muss sagen: Ich kann mir ein Leben ohne den Thermomix® kaum noch vorstellen. Dieses High Tech-Gerät kann so viel, dass ich schon früh geahnt habe, dass hier endlich eine Küchenmaschine existierte, die sich auch für die Herstellung von meinen Rezepturen perfekt eignete.

In meiner kleinen Hausapothekensammlung gibt es recht simple Rezepturen, aber auch etwas kompliziertere mit mehreren Bestandteilen, bei denen die Reihenfolge der zu gewogenen Substanzen genau beachtet werden sollte.
Wenn manche Rezepturen zunächst sehr anspruchsvoll aussehen sollten, kann ich in jedem Fall versprechen: Der Erfolg stellt sich ein!

Ina-Maria Klups, PTA

Tipps und Infos rund um die Heilmittel-Herstellung

1. Der Thermomix® eignet sich für die Heilmittel-Herstellung sehr gut, da die automatischen Rührsysteme, mit denen in Apotheken heute Rezepturen verarbeitet werden, vom Prinzip her gleich funktionieren. Dort werden in einer speziellen Unguator-Kruke (Definition siehe nächste Seite) alle Grundlagen im Sandwichsystem eingewogen, mit einem Quirl ausgestattet, in das Rührsystem eingehängt und bei etwa 2000 Umdrehungen pro Minute etwa 4 Minuten gerührt, die Abkühlpausen nicht mitgerechnet.

2. Die Herstellung von Rezepturen im Thermomix® setzt absolute Hygiene voraus, denn dadurch wird auch die Haltbarkeit gewährleistet. Vor jeder Herstellung solltest du den Topf inklusive Messer desinfizieren. Das geht am besten, indem du 1000 g Wasser 5 Minuten lang im Mixtopf sprudelnd kochst. Alternativ kannst du dir auch einen zweiten Topf ausschließlich für die Heilmittel-Herstellung zulegen.

3. Nach der Anfertigung nimmst du den Mixtopf am besten auseinander, spülst ihn mit Bürste, Spülmittel und kochendem Wasser vor und gibst ihn dann samt Bürste in die Spülmaschine. Ausnahme: Bei der Verwendung von mikrokristallinem Paraffin bleiben bei der Reinigung in der Spülmaschine oft Partikel zurück. Hier ist es besser, wenn du nach der Anfertigung den Topf mit kochendem Wasser und Spülmittel füllst und anschließend alle Reste mit der Spülbürste löst. Diesen Vorgang solltest du unbedingt wiederholen, alternativ kannst du den Mixtopf auch wie oben beschrieben auskochen. Die Hilfsmittel (Spatel etc.) müssen ebenfalls gründlich gereinigt werden.

4. Die Waage des Thermomix® erfasst leider keine Kleinstmengen (auch Küchenwaagen sind da meist keine Hilfe), daher rate ich unbedingt dazu, eine Feinwaage zu kaufen. Die gibt es mittlerweile schon sehr preiswert. Ich benutze meine sehr häufig, da ich auch Leberwurst herstelle und die Gewürze darauf abwiege.

5. Ganz wichtig ist es, die Zutaten achtsam einzufüllen. Ich selber bevorzuge das Einwiegen oder Zugeben der Substanzen bei abgenommenem Deckel. Dadurch vermeide ich, die Schraube des Messers zu treffen, denn das Mischen der kleinen Mengen gestaltet sich dann noch schwieriger. Auch verändert sich das Mischungsverhältnis, wenn ein Teil der Zutaten auf der Schraube hängt.

6. Werden Salbengrundlagen geschmolzen, um Phasen miteinander zu mischen, solltest du bis zum Erkalten mehrfach den Rand mit einem Silikonspatel abkratzen. Dadurch wird eine Klumpenbildung vermieden und die Phasen vermischen sich gründlich. Ich säubere den Spatel dann immer mit einem zweiten Spatel oder einem Teigschaber ab, um keine Mengen zu verlieren. Das erfordert zwar etwas Geduld, lohnt sich aber wirklich!

7. Nach der Herstellung kommt die Verpackung. Gefäße müssen unbedingt keimfrei sein. Du kannst sie im Thermomix® sterilisieren.

a) Tiegel oder Töpfchen haben den Nachteil, dass die Salbe eigentlich immer mit einem Spatel entnommen werden müsste, um Kontaminationen zu vermeiden und die Haltbarkeit zu gewährleisten. Das machen natürlich die wenigsten – oder benutzt du jedesmal einen Spatel, wenn du deine Tages- oder Nachtcreme verwendest?

b) Tuben eignen sich natürlich sehr gut als Verpackung, da durch die kleine Entnahmeöffnung nur wenig Sauerstoff und Keime von außen eindringen können und die Haltbarkeit sich dadurch deutlich erhöht. Aber wie fülle ich die Creme in eine Tube? Stelle hierfür die Tube einfach in ein hohes Glas, da sie sehr leicht ist und sonst allzu gerne umkippt, und fülle sie mit Hilfe eines kleinen Spatels von hinten. Es gibt spezielle Tubenfüller, von denen ich jedoch abrate, da dabei jedes Mal viel Rest im Tubenfüller verbleibt, der dann ungenutzt verworfen werden muss. Anschließend muss die Tube noch geschlossen werden. Dafür gibt es spezielle Tubenfalzzangen, aber eine einfache desinfizierte Zange tut es auch.

c) Kruken, die bekannten rot/weißen Behältnisse, sind heutzutage meist aus Plastik. Eine gute Alternative zur Tube ist die Unguator-Kruke, deren Deckel man zum Füllen öffnen kann. Die Entnahme erfolgt dann über eine kleinere Öffnung während der Inhalt von außen nachgeschoben werden kann. Für Tuben oder Unguator-Kruken gibt es sogenannte Nasenoliven. Das ist ein Applikator, mit dem die Salbe tiefer in die Nase eingebracht werden kann.

8. Manchmal empfiehlt es sich, einen Teil der Rezeptur zum Verbrauch in eine Kruke zu füllen und den Rest (Übervorrat) gesondert zu verpacken und im Kühlschrank zu lagern.

9. Ein ganz wichtiger Aspekt ist noch die Beschriftung: Jede eigens hergestellte Rezeptur sollte unbedingt gut beschriftet werden. Bei fettigen Salben kann die Schrift schnell verschwinden, das kannst du verhindern, wenn du die Beschriftung mit selbstklebender Klarsichtfolie abdeckst. Folgende Notizen empfehle ich fürs Etikett:
das Herstellungsdatum, für wen ich es hergestellt habe, die Zutaten, die Dosierung, das errechnete Verfallsdatum und eventuell noch den Anwendungsbereich.

10. Wie bei allen Arzneimitteln gilt auch für die Rezepturen sowie die Grundzutaten aus diesem Buch: Für Kinder unerreichbar aufbewahren!

Zu guter Letzt: Da ich nicht weiß, mit welchen Rohstoffen in welcher Qualität, mit welcher Sorgfalt und welcher Hygiene gearbeitet wurde, kann ich für die hergestellten Rezepturen keine Garantie übernehmen! (Siehe auch den Haftungsausschluss im Impressum)

Bleibt nur zu sagen:
Viel Spaß bei der Arbeit!

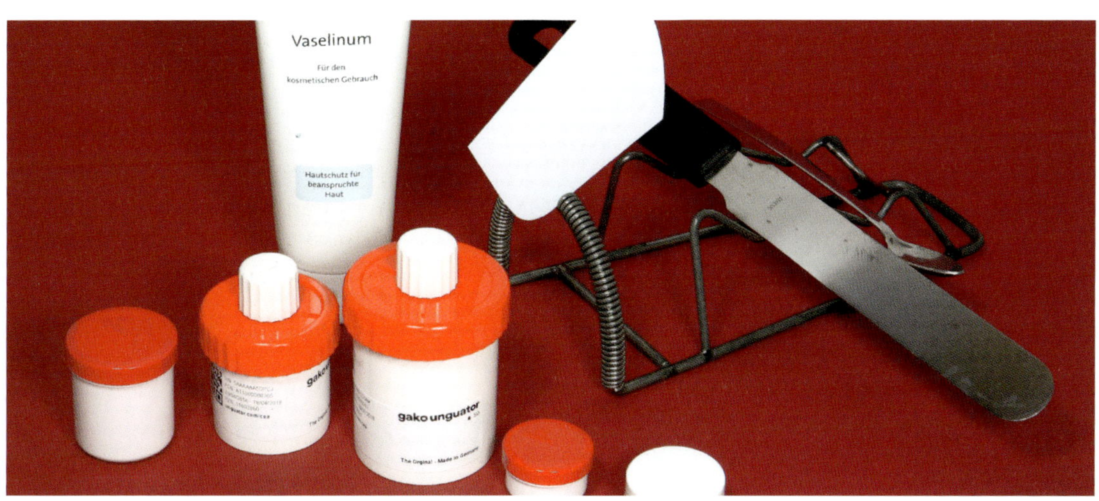

Glossar Begriffe aus der Welt der Apotheker

DAB: Das Deutsche Arzneibuch ist ein Standardwerk, welches die anerkannten pharmazeutischen Regeln über die Qualität, Prüfung, Lagerung, Abgabe und Bezeichnung von Arzneimitteln und den bei ihrer Herstellung verwendeten Stoffen auflistet.

DAC: Deutscher Arzneimittel-Codex, eine Ergänzung zum DAB.
NRF: Das Neue Rezeptur-Formularium ist ein Sammelwerk, das von der Bundesvereinigung Deutscher Apothekerverbände herausgegeben wird und der Qualitätssicherung von Rezepturarzneimitteln dient.

Inhaltsstoffe:

Basiscreme DAC: eine weiße, weiche, mit Wasser von der Haut abwaschbare Creme (hydrophile Creme), die sehr häufig als Grundlage für fettende Cremes bei Apotheken-Rezepturen eingesetzt wird.

Campher (oder Kampfer), ein pflanzliches Heilmittel, ist der Inhaltsstoff des Kampferbaums. Inhalationen mit Campher helfen beim Abhusten von festsitzenden Sekreten bei Bronchitis. Einreibungen mit Campher regen den Kreislauf an und wirken sich positiv auf Herzbeschwerden aus. Auch bei rheumatischen Beschwerden kann Campher helfen.

Dexpanthenol (auch als Pantothenol, D-Panthenol, Provitamin B5 oder schlicht Panthenol bezeichnet) ist eine chemische Verbindung, die seit langem als Wirkstoff arzneilich in der lokalen Behandlung von Erkrankungen der Haut und Schleimhäute verwendet wird.

Gereinigtes Wasser wird in der Pharmazie für die Herstellung von Arzneimitteln verwendet, die nicht zwangsläufig steril sein müssen, beispielsweise Lösungen zum Einnehmen, Sirupe oder Cremes. Es wird mit verschiedenen Methoden aus Trinkwasser hergestellt, zum Beispiel mit einer Destillation. Gereinigtes Wasser hat eine begrenzte Haltbarkeit und kann leicht bakteriell kontaminiert werden. Bei Herstellung, Abfüllung und Lagerung müssen entsprechende Vorsichtsmaßnahmen berücksichtigt werden.

Glycerin ist ein mehrwertiger Alkohol, der als pharmazeutischer Hilfsstoff eingesetzt wird. Als Wirkstoff wird Glycerin unter anderem in Form von Zäpfchen und als Einlauf gegen Verstopfung sowie als Schmiermittel bei Entzündungen im Rachenraum verwendet. Es führt zu einer Reizung der Schleimhaut. Äußerlich wirkt es wasserbindend, innerlich dehydrierend.

Equisetum arvense (auch: Schachtelhalmkraut) ist ein pflanzliches Arzneimittel mit harntreibenden Eigenschaften. Es wird primär zur Durchspülungsbehandlung bei Harnwegsinfektionen angewendet.

Ichthammol ist eine dickflüssige, schwarzbraune Flüssigkeit, mit entzündungsmodulierenden, antibakteriellen und erweichenden Eigenschaften. Es wird hauptsächlich in Form sogenannter Zugsalben für die Behandlung von Abszessen, bei Furunkeln, Akne und bei einem Umlauf eingesetzt.

Methylsalicylat ist ein Wirkstoff mit schmerzlindernden und entzündungshemmenden Eigenschaften. Es ist in vielen Rheumasalben und -pflastern enthalten und wird zur äußerlichen Behandlung von Schmerzen eingesetzt.

Neutralöl ist eine fettige, wasserunlösliche Substanz aus bestimmten Fettsäuren. Es ist in der Regel arm an reizenden Stoffen und daher speziell für sensible Haut geeignet. Das Öl kann vor allem als Massageöl und als

Ölbasis für Kosmetik- und Make-Up-Produkte verwendet werden.

Paraffin wird aus Rückständen bei der Erdöldestillation gewonnen. Die Verwendungsmöglichkeiten sind aufgrund seiner Eigenschaften und Ungiftigkeit sehr vielfältig. Es macht die Haut weich, schützt sie vor Feuchtigkeitsverlust und ist außerdem günstig herzustellen. Das höchstraffinierte Paraffin nennt man vollraffiniertes Hartparaffin (auch: Festes Paraffin), eine feste kristalline Masse. Die mikrokristallinen Paraffine (auch: Mikrowachse) werden hingegen aus dem Vakuumrückstand der Motorölraffinerie gewonnen.

Pasta Zinci mollis, die weiche Zinkpaste, ist ein Arzneimittel zur äußerlichen Anwendung, das Zinkoxid, Lanolin und Vaseline enthält. Sie wird in Apotheken hergestellt und hat hautpflegende und austrocknende Eigenschaften. Die weiche Zinkpaste wird als Hautpflegemittel und bei Hauterkrankungen eingesetzt.

Propylenglycol wird als Hilfsstoff in Rezepturarzneimitteln vielseitig eingesetzt, z.B. als Lösungsvermittler oder zum antimikrobiellen Schutz in wasserhaltigen Zubereitungen.

Salicylsäure ist ein Entzündungshemmer mit schmerzlindernden, fiebersenkenden, entzündungshemmenden und hornhautauflösenden Eigenschaften. Salicylsäure wird medizinisch ausschließlich äußerlich zur Auflösung von Hornhaut und als lokal schmerzlinderndes Mittel verwendet. Da es über die Haut absorbiert wird, sollten die Arzneimittel nicht großflächig aufgetragen werden.

Terpentinöl wird durch Wasserdampfdestillation aus Terpentin gewonnen und ist ein Wirkstoff aus der Kiefer. Es setzt sich aus verschiedenen ätherischen Ölen zusammen, die bei innerlicher und äußerer Anwendung nachweislich bei dauerhaften Erkrankungen der Atemwege hilfreich sind, die von starker Schleimbildung begleitet werden. Äußerlich eingesetzt nützt Terpentinöl nachweislich gegen rheumatische Beschwerden und Nervenschmerzen.

Thesit® (auch: Polidocanol) ist ein oberflächenbetäubender Arzneistoff, der als pharmazeutischer Hilfsstoff und als kosmetischer Inhaltsstoff verwendet wird. Er ist äußerlich wirksam bei Juckreiz oder leichten Schmerzen, ferner bei der Behandlung von Krampfadern, Besenreisern und Hämorrhoiden.

Unguentum molle (Weiche Creme DAC) ist eine Creme aus dickflüssigem Paraffin, Wollwachs, gelbem Vaselin und 10 Prozent Wasser.

Urtinktur ist die unverdünnte Form des homöopathischen Heilmittels, eine konzentrierte, flüssige Zubereitung, die z.B. durch Mischen eines pflanzlichen Presssaftes mit Ethanol oder durch die Extraktion pflanzlicher oder tierischer Ausgangsstoffe gewonnen wird. Sie kann in der Apotheke hergestellt werden. In der Regel wird sie heute gekauft.

Bezugsquellen:

Für den Erwerb der Zutaten sollte eure erste Anlaufstelle immer die Apotheke eures Vertrauens sein!
Hier zahlt man vielleicht ein wenig mehr, bekommt dafür aber oft nützliche Tipps für die Herstellung.
Eine Alternative können Onlineapotheken sein, beispielsweise ***www.shop-apotheke.com*** oder ***www.docmorris.de***.

Ein Preisvergleich lohnt sich hier. Schneller Rat, wie man ihn in einem persönlichen Gespräch mit einem Apotheker bekommt, ist hier natürlich nicht so leicht zu erhalten.
Mitunter findet man auch einzelne Zutaten im Drogerie- oder Supermarkt. Zur Qualität kann ich hier nichts sagen. Ich empfehle in jedem Fall den Gang zur Apotheke.

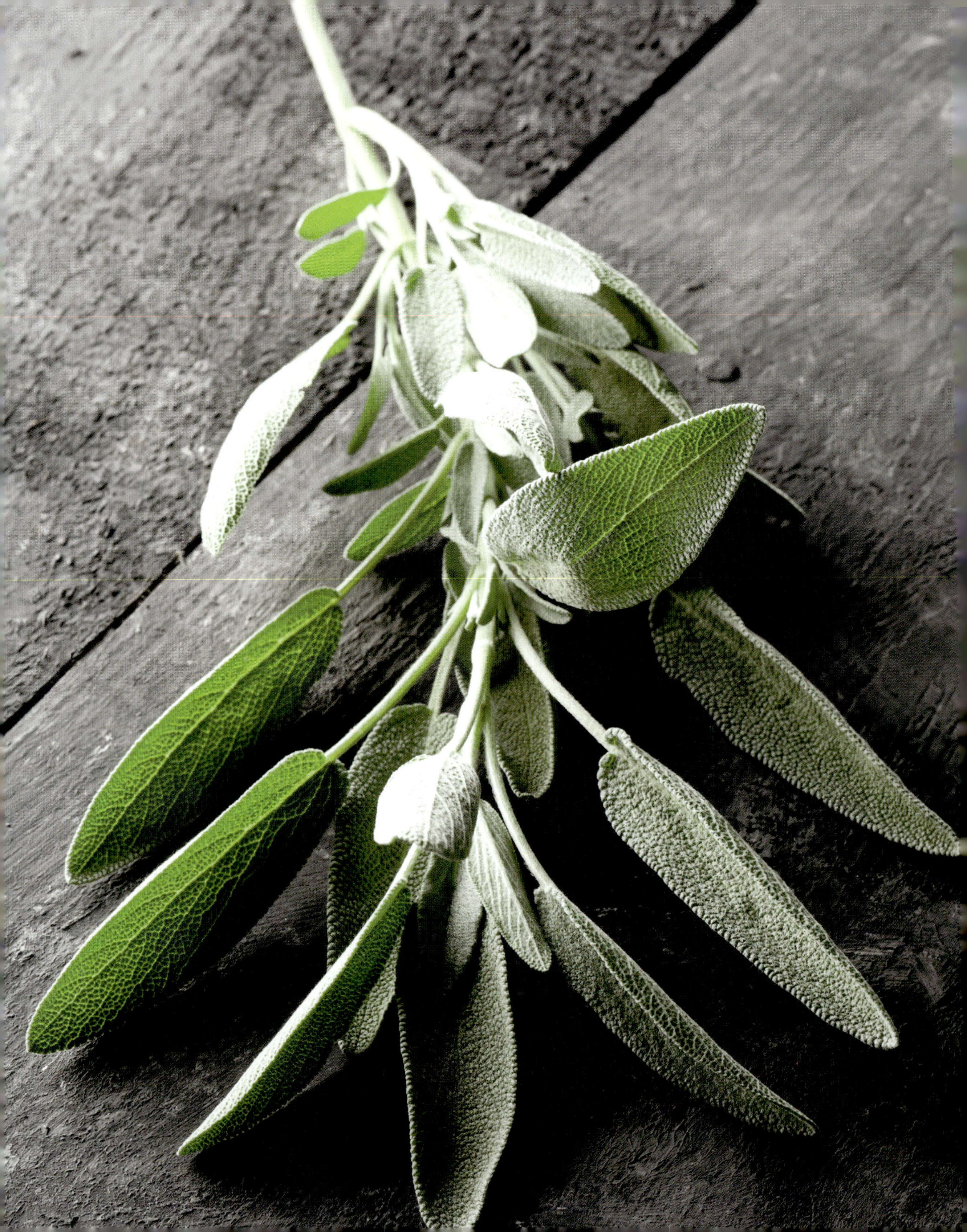

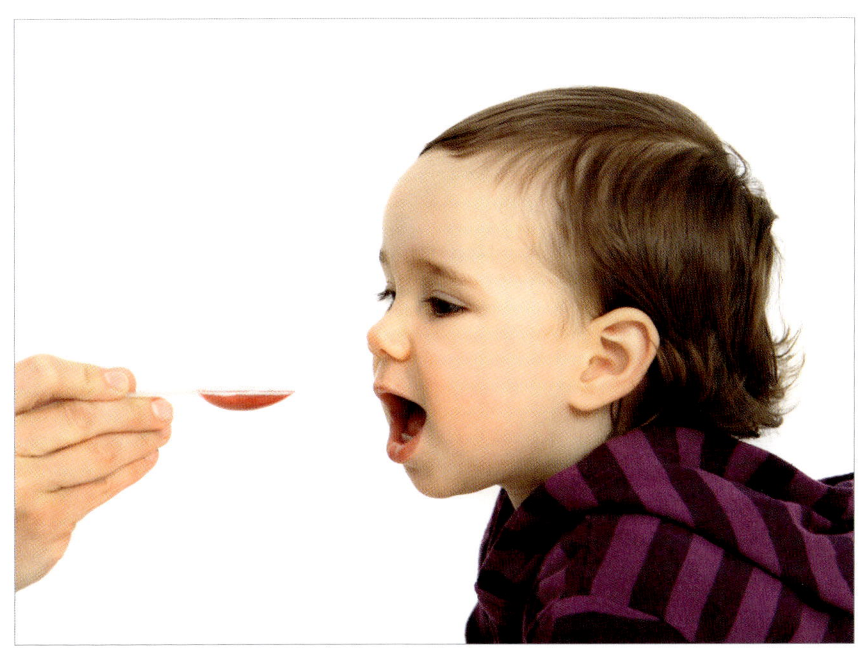

Alles gegen Husten

Pflegendes Erkältungsbad

1 Vollbad

leicht

5 Min.

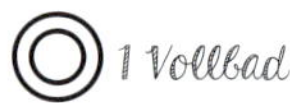

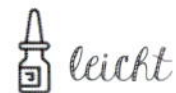

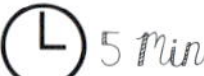

Zutaten

1000 g Vollmilch,
3,5% Fett
3 Tropfen Campheröl
6 Tropfen Pfefferminzöl
6 Tropfen Thymianöl

1. Als Erstes gießt du die Milch in den Mixtopf. Träufle dann nacheinander das Campher-, das Pfefferminz- und das Thymianöl hinein und vermenge die Zutaten 1 Minute/ Stufe 10.

2. Für ein angenehm warmes Bad lässt du ca. 39°C warmes Wasser in die Badewanne ein und gibst die Milchmischung ins Badewasser dazu. Verrühre sie kurz mit der Hand und schon kannst du das wohltuende Erkältungsbad genießen. Lege dich nach dem Bad möglichst schnell hin und ruhe dich aus.

Wirkung:

Die **Milch** bewirkt, dass die ätherischen Öle nicht auf der Oberfläche schwimmen. Ebenso hat Milch eine pflegende Wirkung.

Pfefferminzöl hat antibakterielle und antivirale Eigenschaften.

Campher wirkt antiseptisch und schweißtreibend.

Thymian wirkt keimtötend und wird somit auch als sanftes pflanzliches Antibiotikum bezeichnet. Außerdem wirkt es schleimlösend und stimuliert das Immunsystem.

→EINSCHRÄNKUNG:

Diese Bademilch ist nicht für Kinder geeignet und natürlich auch nicht für Schwangere und Stillende. Aber auch Asthmatiker sollten nicht darin baden.

mixtipp
Diese Bademilch ist super schnell herzustellen! Ich würde sie immer frisch zubereiten und mir keinen Vorrat anlegen, weil die ätherischen Öle leicht flüchtig sind und Milch eine begrenzte Haltbarkeit hat.

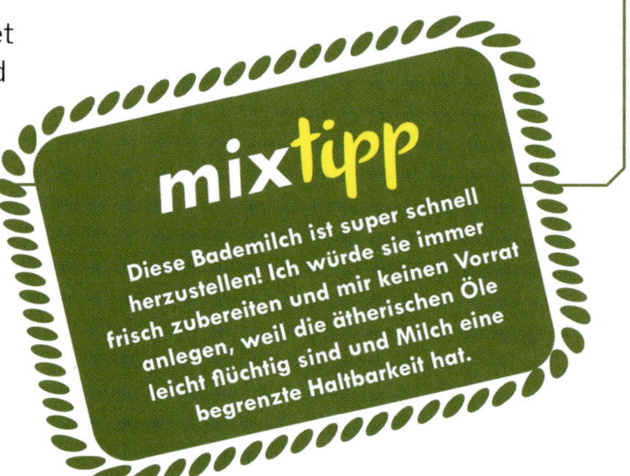

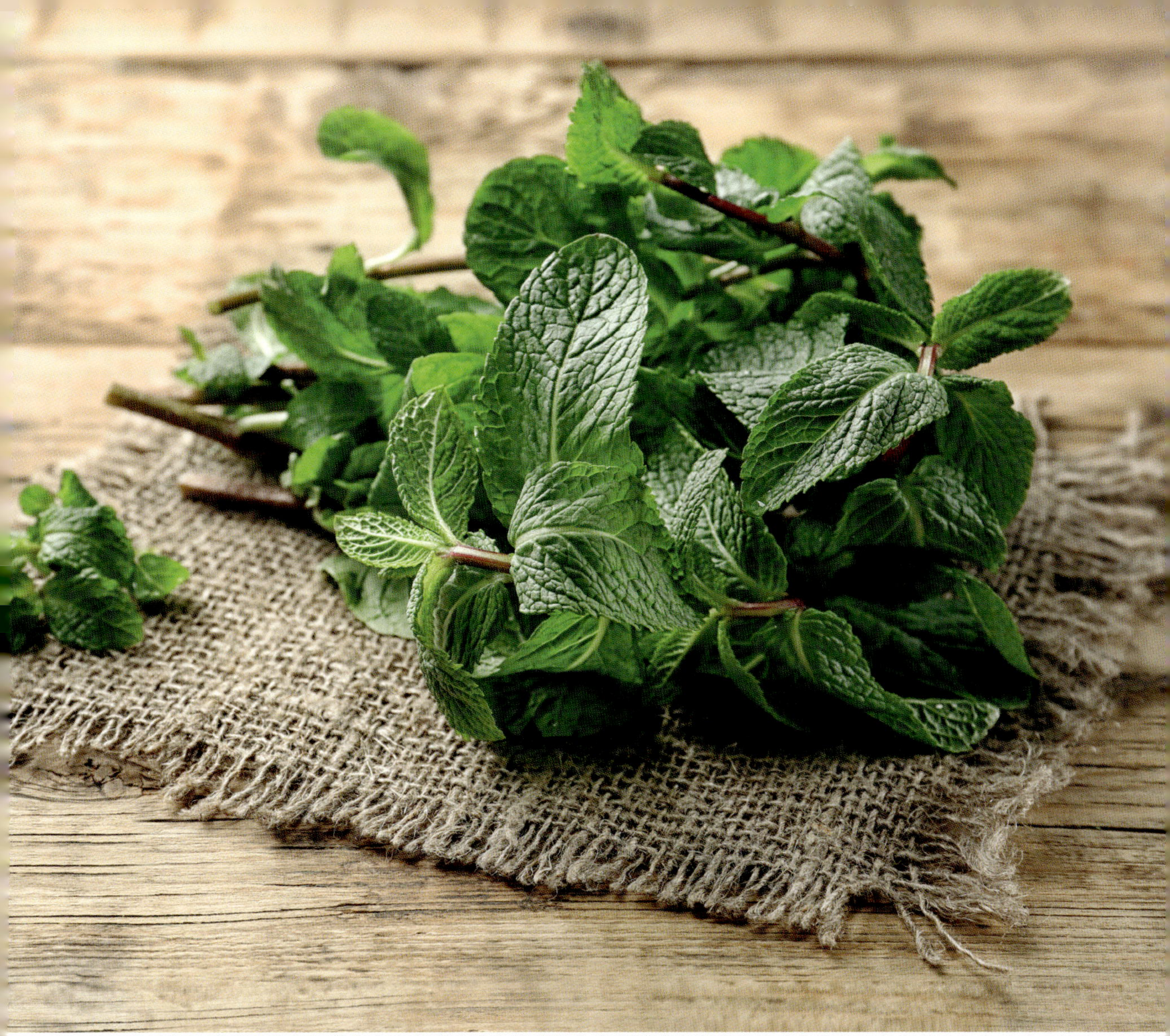

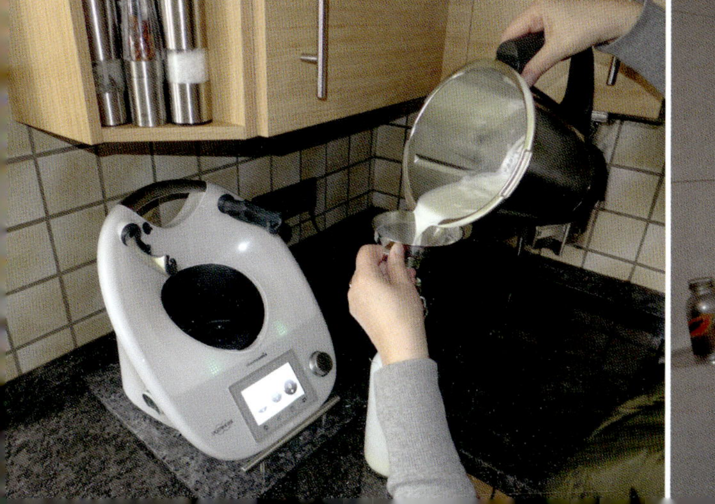

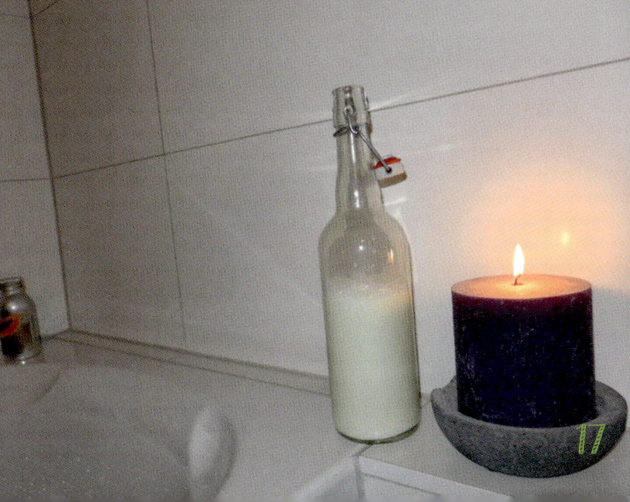

Schleimlösender Hustensaft
für Kinder und Erwachsene

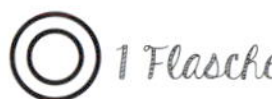 1 Flasche 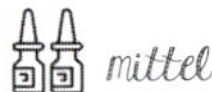 mittel 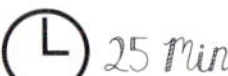 25 Min.

Zutaten

Utensilien:
Haarsieb,
1 Flasche à 500 ml, sterilisiert

1 EL Fenchelsamen
1 EL Anissamen
2 kleine Zwiebeln, geschält und halbiert
200 g Wasser
100 g brauner Kandis
1 EL Spitzwegerich, getrocknet
1 EL Salbei, getrocknet
1 EL Thymian, getrocknet

1. Zunächst pulverisierst du den Fenchel und den Anis im Mixtopf 10 Sekunden/ Stufe 10.
2. Gib dann die geschälten und halbierten Zwiebeln in den Mixtopf. Zerkleinere sie 3 Sekunden/ Stufe 5 und schiebe die Stückchen mit dem Spatel nach unten.
3. Füge nun Wasser, Kandis, Spitzwegerich, Salbei und Thymian hinzu und erhitze das Gemisch 5 Minuten/ 100°C/ Stufe 1. Anschließend lässt du den Sud 15 Minuten ziehen, gießt ihn durch ein Haarsieb in eine Flasche und lässt ihn vollständig auskühlen.

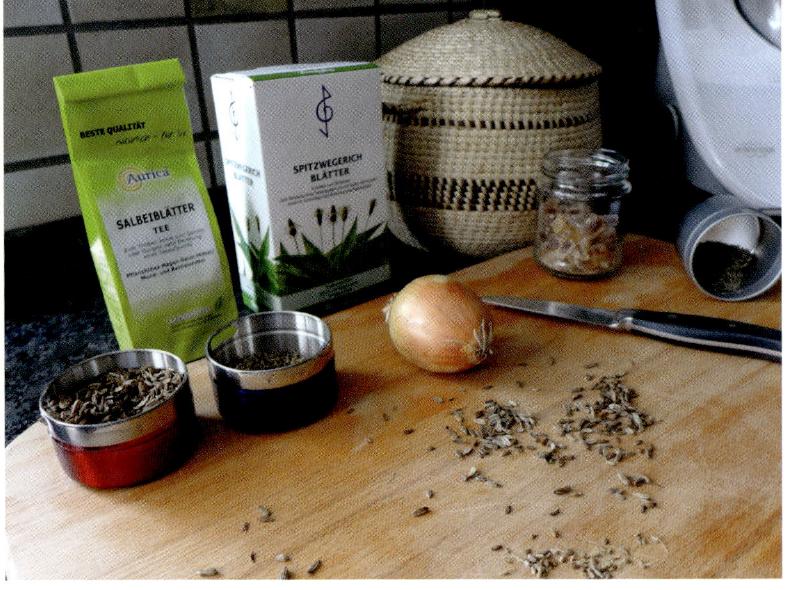

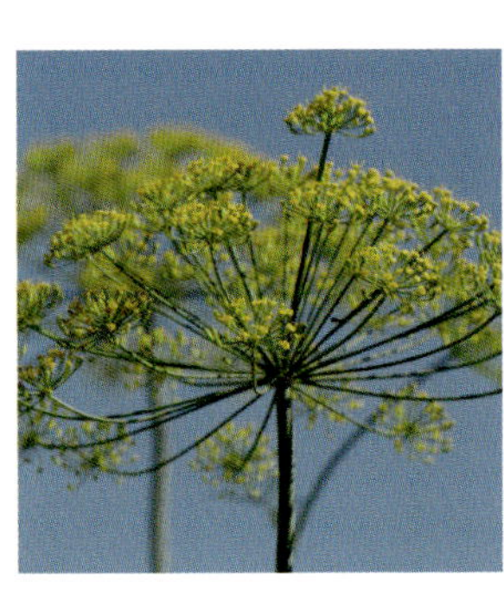

Haltbarkeit:

Im Kühlschrank hält sich der Hustensaft 3 Tage.

Dosierung:

3 x täglich 1 TL für Kinder ab 1 Jahr,
3 x täglich 1 EL für Erwachsene.

Wirkung:

Die **Zwiebel** hat eine schleimlösende Wirkung, zudem aber auch eine leicht antibiotische und antiseptische Wirkung.

Das ätherische Öl des **Salbeis** hemmt das Wachstum von Viren, Bakterien und Pilzen.

Spitzwegerich wirkt leicht schleimlösend und reizlindernd.

Thymian tötet Keime und wird somit als sanftes, pflanzliches Antibiotikum bezeichnet. Außerdem wirkt er schleimlösend und stimuliert das Immunsystem.

Fenchel wirkt schleimlösend.

Anis wirkt schwach krampflösend, antibakteriell und schleimlösend.

➔EINSCHRÄNKUNG:

Nicht anzuwenden bei Überempfindlichkeit gegen einen der Inhaltsstoffe.

Nicht in der Schwangerschaft und Stillzeit anwenden, nur nach Rücksprache mit dem Arzt.

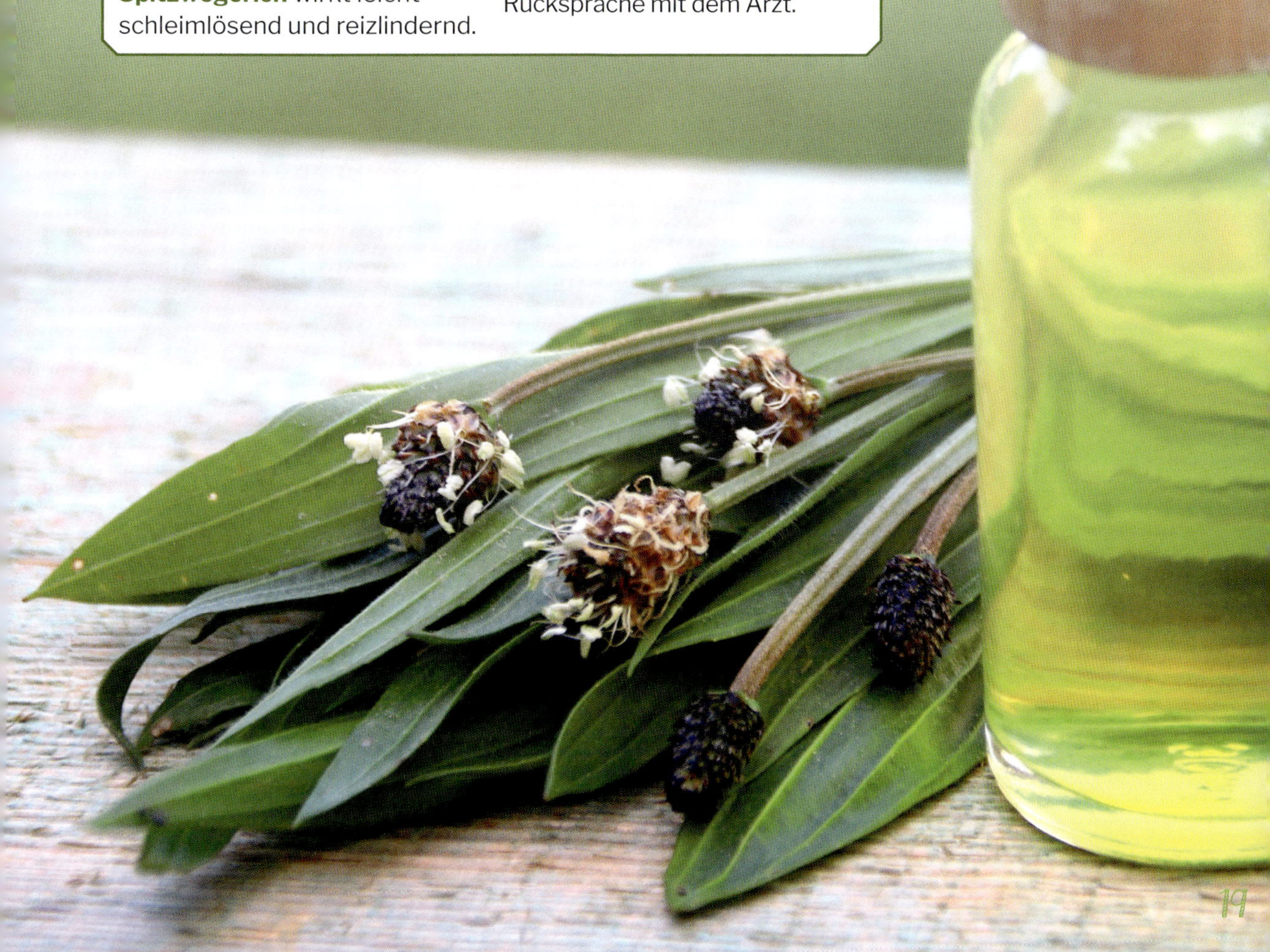

Milde Hustensalbe

zum Auftragen auf Brust, Hals und Rücken (NRF 4.9.)

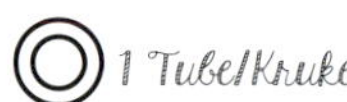

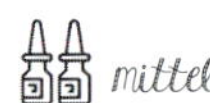

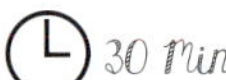

Zutaten

Utensilien:
Feinwaage, 1 Tube oder Kruke à 100 ml

56 g weiße Vaseline
24 g mikrokristallines Paraffin
8 g Eukalyptusöl
10 g Latschenkiefernöl
2 g Terpentinöl, gereinigt

1. Als Erstes gibst du die abgewogene Vaseline und das abgewogene mikrokristalline Paraffin in den Mixtopf. Schmelze beide Zutaten 5 Minuten/ Varoma/ Stufe 2 und säubere dann die Ränder mit dem Spatel. Erhitze die Masse erneut 5 Minuten/ Varoma/ Stufe 2. Wiederhole den Vorgang auch noch ein drittes Mal, bis nur noch eine klare Flüssigkeit erkennbar ist. Nun stellst du den Mixtopf zur Seite und lässt die Mischung abkühlen.

2. In der Zwischenzeit mischst du in einem separaten Schälchen das Eukalyptus-, das Latschenkiefern- und das Terpentinöl miteinander.

3. Sobald die Mischung im Mixtopf etwas abgekühlt und trüb geworden ist, stellst du den Mixtopf auf 6 Minuten/ Stufe 2 und tröpfelst die ätherischen Öle durch die Deckelöffnung hinein. Es muss eine homogene Masse entstehen. Zwischendurch immer wieder die Ränder des Mixtopfes säubern und alles nach unten schieben. Anschließend lässt du die Masse gänzlich abkühlen, bevor sie abgefüllt wird.

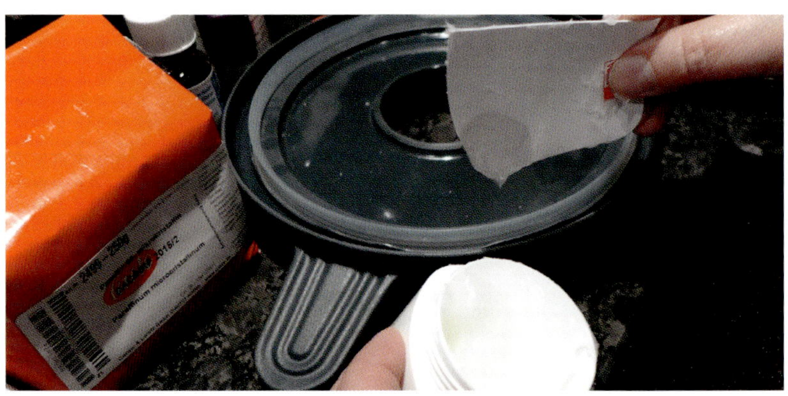

Haltbarkeit:

Nach der Herstellung solltest du die Salbe direkt in eine Tube oder Kruke abfüllen. In der Tube hält sie sich 1 Jahr, in der Kruke 6 Monate. Als wasserfreie Zubereitung ist die Salbe mikrobiell nicht anfällig.

Dosierung:

Hustensalbe bis zu 4 x täglich auf Brust und Rücken reiben. Zur Inhalation 3 x täglich 3–6 cm Salbenstrang in einen Heißwasserinhalator (nicht für einen Mikroinhalator geeignet) geben und mit nicht mehr kochendem Wasser übergießen. Die Dämpfe werden einige Minuten inhaliert. Nach der Anwendung gründlich die Hände waschen. Nicht am Auge und auf Schleimhäuten anwenden.

Wirkung:

Eukalyptusöl fördert den Abtransport des Bronchialschleims und stillt den Hustenreiz.

Latschenkiefernöl hat eine schleimlösende, durchblutungsfördende und leicht antiseptische Wirkung.

Terpentinöl vermindert die Schleimbildung der Bronchien.

➔EINSCHRÄNKUNG:

Nur für Kinder ab 2 Jahre geeignet.

Bei Kleinkindern nicht im Gesicht, speziell der Nase auftragen. Zur Inhalation bei Kindern ab 6 Jahre. Die Salbe nicht in der Schwangerschaft und Stillzeit anwenden.

Nicht bei Kindern mit erhöhtem Risiko von Krampfanfällen.

Nicht bei Asthma bronchiale, Keuchhusten und Pseudokrupp.

Nicht auf geschädigte Haut auftragen.

Natürlich auch nicht anzuwenden bei Überempfindlichkeit gegenüber den verwendeten Wirkstoffen.

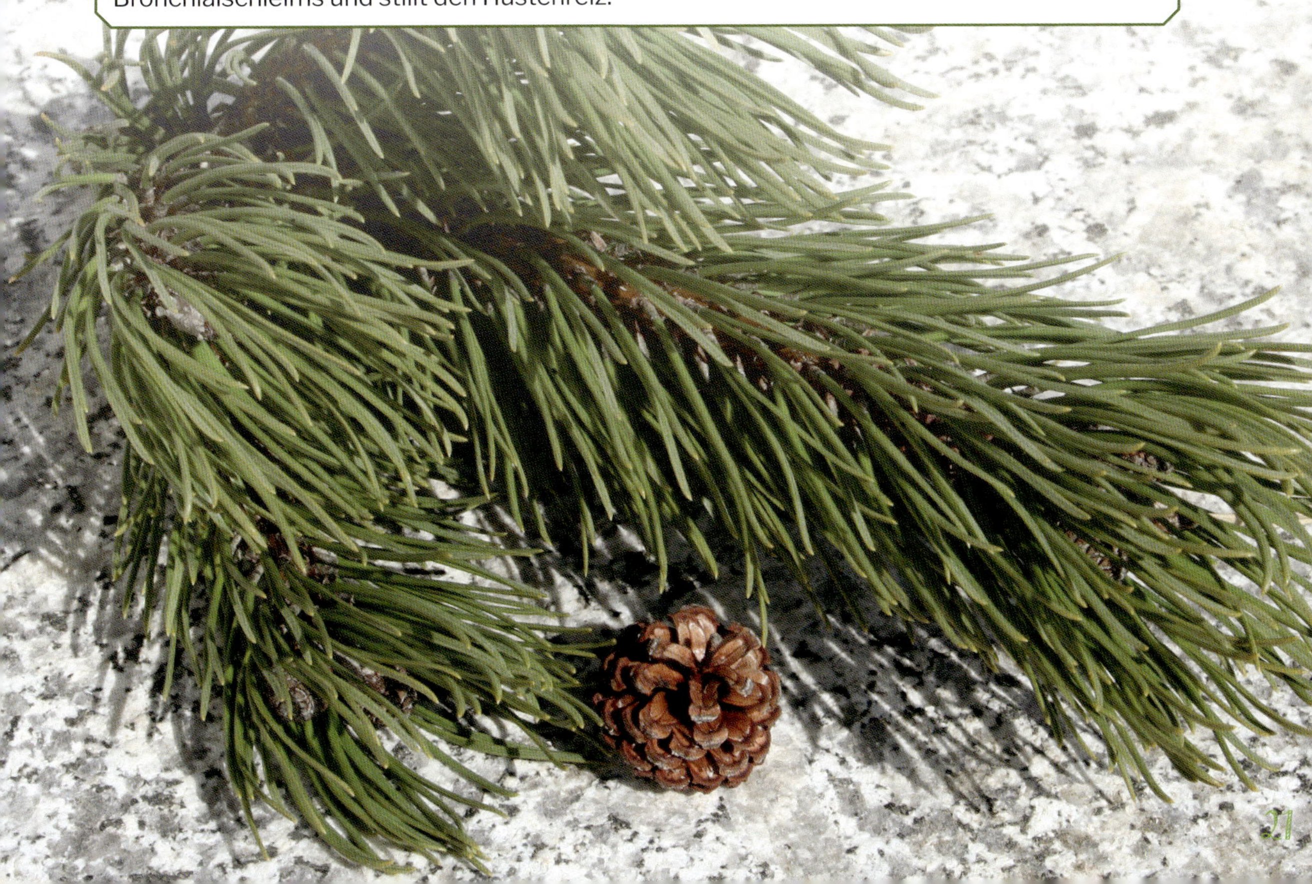

Hustensalbe

zum Auftragen auf Brust, Hals und Rücken (NRF 4.8.)

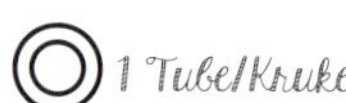

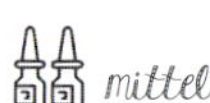

Zutaten

Utensilien:
Feinwaage, 1 Tube oder Kruke à 100 ml

49 g weiße Vaseline
21 g mikrokristallines Paraffin
2 g Menthol
8 g Campher
8 g Eukalyptusöl
10 g Latschenkiefernöl
2 g Terpentinöl, gereinigt

1. Als Erstes gibst du die abgewogene Vaseline und das abgewogene mikrokristalline Paraffin in den Mixtopf. Schmelze beide Zutaten 5 Minuten/ Varoma/ Stufe 2 und säubere dann die Ränder mit dem Spatel. Erhitze die Masse erneut 5 Minuten/ Varoma/ Stufe 2. Wiederhole den Vorgang auch noch ein drittes Mal, bis nur noch eine klare Flüssigkeit erkennbar ist. Nun stellst du den Mixtopf zur Seite und lässt die Mischung abkühlen.

2. In der Zwischenzeit vermischst du in einer separaten Schale Menthol und Campher. Füge Eukalyptus-, Latschenkiefern- und Terpentinöl hinzu und löse die Mischung unter Rühren auf. Die entstandene Lösung muss klar sein.

3. Sobald die Mischung im Mixtopf etwas abgekühlt und trüb geworden ist, stellst du die Einstellung auf 6 Minuten/ Stufe 2 und gibst die Lösung tropfenweise in den Mixtopf durch die Deckelöffnung. Es muss eine homogene Masse entstehen. Zwischendurch immer mal wieder die Ränder des Mixtopfes mithilfe des Spatels säubern und alles nach unten schieben. Anschließend die Salbe gänzlich abkühlen lassen, bevor sie abgefüllt wird.

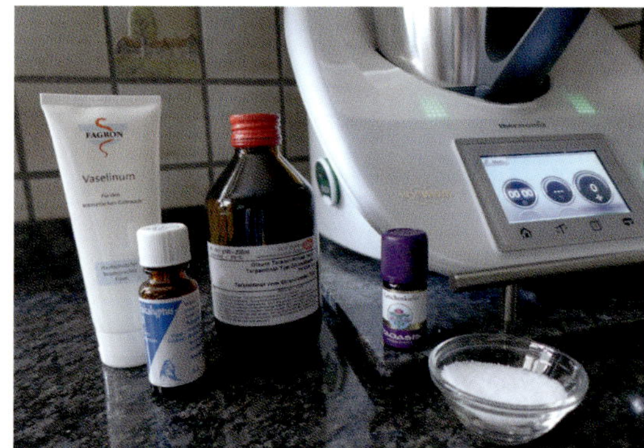

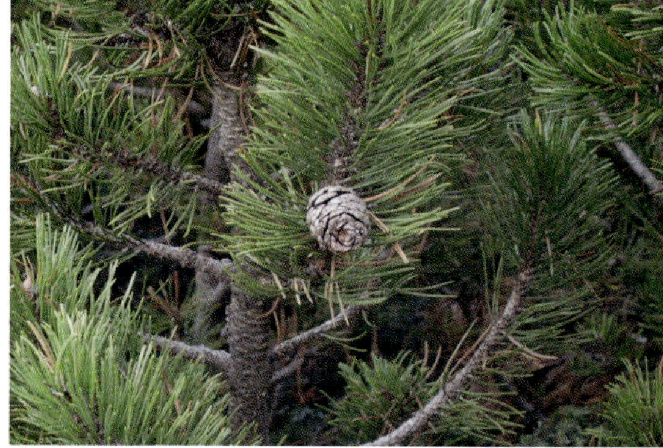

Haltbarkeit:

Unmittelbar nach der Herstellung in eine Tube oder Kruke abfüllen. Haltbarkeit in der Tube 1 Jahr, in der Kruke 6 Monate. Als wasserfreie Zubereitung ist die Salbe mikrobiell nicht anfällig.

Dosierung:

Die Hustensalbe bis zu 4 x täglich auf Brust und Rücken reiben. Zur Inhalation 3 x täglich einen 3–6 cm langen Salbenstrang in einen Heißwasserinhalator (nicht für den Mikroinhalator geeignet) geben und mit nicht mehr kochendem Wasser übergießen. Die Dämpfe werden einige Minuten inhaliert.

Nach der Anwendung gründlich die Hände waschen. Nicht am Auge und auf Schleimhäute anwenden.

Wirkung:

Campher wirkt sekretlösend und schweißtreibend.

Menthol erweitert die Blutgefäße und wird bei Entzündungen der oberen Luftwege eingesetzt.

Eukalyptusöl fördert den Abtransport des Bronchialschleims und stillt den Hustenreiz.

Latschenkiefernöl hat eine schleimlösende, durchblutungsfördende und leicht antiseptische Wirkung.

Terpentinöl vermindert die Schleimbildung der Bronchien.

→EINSCHRÄNKUNG:

Nur für Kinder ab 2 Jahre geeignet.

Zur Inhalation bei Kindern ab 6 Jahre. Nicht in der Schwangerschaft und Stillzeit verwenden.

Bei Kleinkindern ab 2 Jahre nicht im Gesicht, speziell der Nase, auftragen.

Nicht bei Kindern mit erhöhten Risiko von Krampfanfällen und nicht bei Asthma bronchiale, Keuchhusten und Pseudokrupp anwenden.

Nicht auf geschädigte Haut auftragen.

Natürlich auch nicht anzuwenden bei Überempfindlichkeit gegenüber den Wirkstoffen.

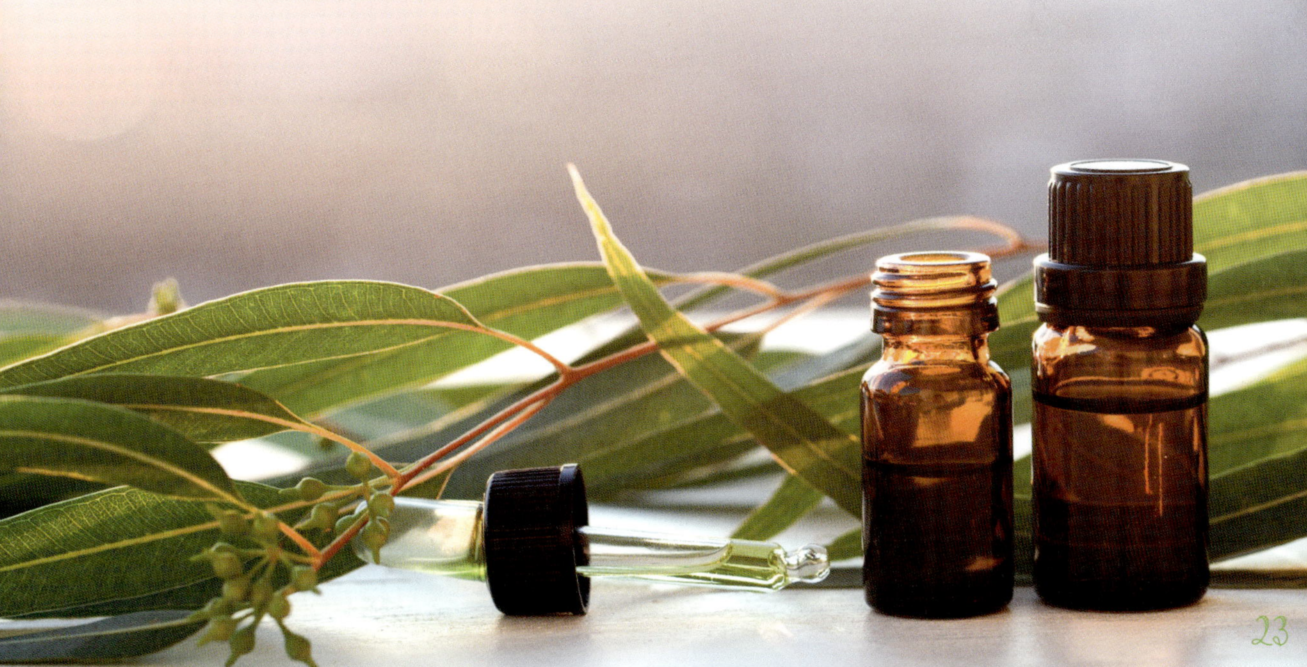

Gut schmeckender, schleimlösender Hustensirup

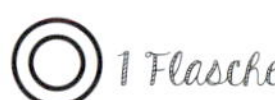
1 Flasche

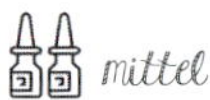
mittel

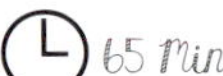
65 Min.

Zutaten

Utensilien:
Haarsieb,
1 Flasche à 450 ml, sterilisiert

5 TL Fenchelsamen
5 TL Anissamen
5 TL Spitzwegerich, getrocknet
8 TL Thymian, getrocknet
500 g Wasser
400 g brauner Zucker

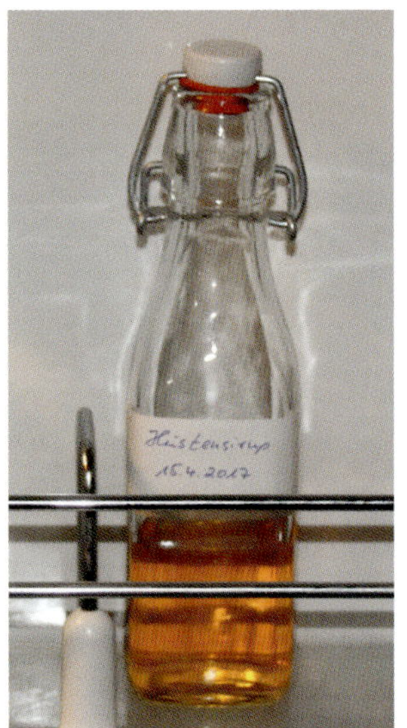

1. Als Erstes pulverisierst du Fenchel- und Anissamen im Mixtopf 10 Sekunden/ Stufe 10.
2. Nun füllst du den Spitzwegerich, den Thymian, das Wasser und den Zucker in den Mixtopf und erhitzt die Mischung 60 Minuten/ 70°C/ Stufe 1 ohne Messbecher.
3. Der Sud muss anschließend durch ein Haarsieb gefiltert werden und in eine Flasche abgefüllt werden. Diese sofort verschließen und auf den Kopf stellen.

Haltbarkeit:
In einer sterilisierten Flasche ist der Sirup 6 Monate haltbar. Die geöffnete Flasche im Kühlschrank aufbewahren und innerhalb von 5 Tagen aufbrauchen.

Dosierung:
Bei Reizhusten und Bronchitis nehmen Erwachsene und Kinder ab 12 Jahren 3 x täglich 1 EL ein. Kleinkinder ab 2 Jahre bekommen 3 x täglich 1 TL.

Wirkung:
Spitzwegerich wirkt leicht schleimlösend und reizlindernd.
Thymian tötet Keime ab und wird auch als sanftes, pflanzliches Antibiotikum bezeichnet. Außerdem wirkt er schleimlösend und stimuliert das Immunsystem.
Fenchel wirkt ebenfalls schleimlösend.
Anis wirkt schwach krampflösend, antibakteriell und schleimlösend.

➔EINSCHRÄNKUNG:
Der Hustensaft ist nur für Kinder ab 2 Jahren geeignet. Schwangere und Stillende sollten ihn nur nach Rücksprache mit dem Arzt einnehmen.
Vorsicht ist bei bekannten Allergien gegeben.

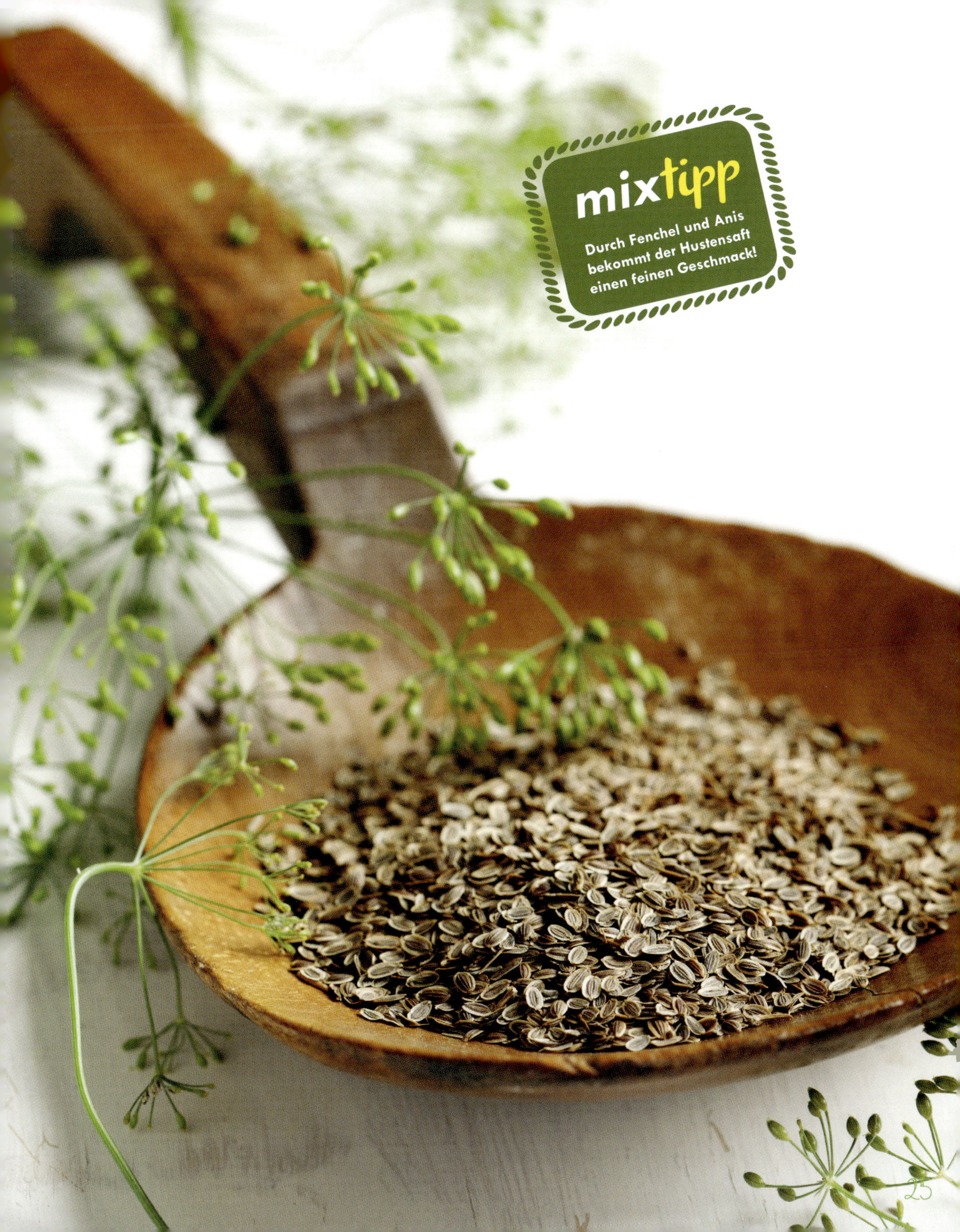
mixtipp
Durch Fenchel und Anis bekommt der Hustensaft einen feinen Geschmack!

Saft gegen Reizhusten

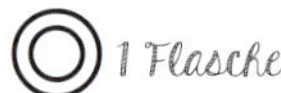

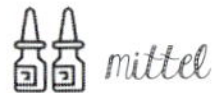

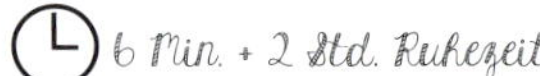

Zutaten

Utensilien:
Haarsieb,
1 Flasche à 500 ml, sterilisiert

250 g Zucker
50 g Eibischwurzel, getrocknet
250 g Wasser, abgekocht
1 geh. TL Zitronensäure
2 EL Vanillezucker

1. Als Erstes pulverisierst du den Zucker im Mixtopf 10 Sekunden/ Stufe 10 zu Puderzucker. Warte 2 Minuten, bevor du den Deckel öffnest, da der Zucker sehr staubt.
2. Nun gibst du Eibischwurzel dazu und zerkleinerst diese 10 Sekunden/ Stufe 10. Schiebe alles mit dem Spatel nach unten. Füge Wasser, Zitronensäure und Vanillezucker hinzu und verrühre die Mischung 2 Minuten/ Stufe 3.
3. Lass den Saft anschließend abgedeckt 2 Stunden ruhen. Nach der Ruhephase rührst du ihn erneut 1 Minute/ Stufe 5 durch und gießt ihn durch ein Haarsieb in eine Flasche.

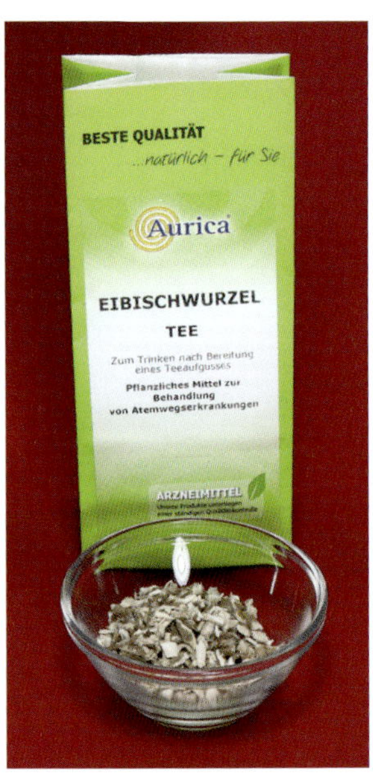

Haltbarkeit:
Im Kühlschrank gelagert hält sich der Saft 5 Tage.

Dosierung:
Bei Reizhusten mehrmals täglich ½–1 TL einnehmen.

Wirkung:
Eibischwurzel ist reich an Schleimstoffen, die über einen einhüllenden, schützenden Charakter verfügen. Daraus resultiert die reizlindernde Wirkung bei quälendem Husten. Sie wirkt aber auch gut gegen Magenreizungen. Ebenso ist der Sud zum Gurgeln im Mund- und Rachenraum geeignet, denn die Schleimstoffe legen sich schützend über die geschädigten Schleimhäute. Allerdings ist der Sud aufgrund des hohen Zuckeranteils nicht gerade zahnschonend.

➔EINSCHRÄNKUNG:
Schwangere und Stillende nur nach Rücksprache mit dem Arzt.

Vorsicht bei bekannter Allergie.

Für Kinder ab ½ Jahr geeignet.

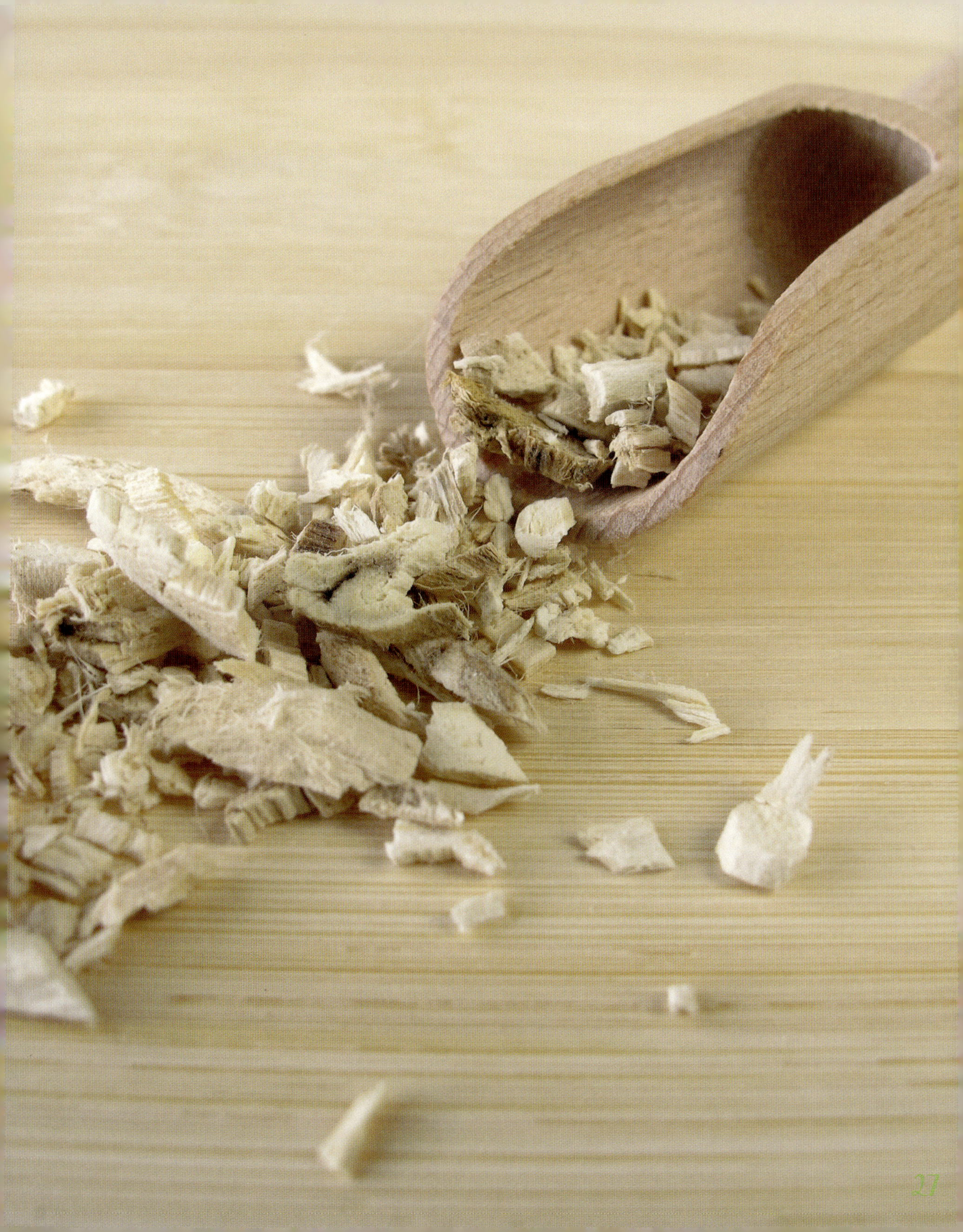

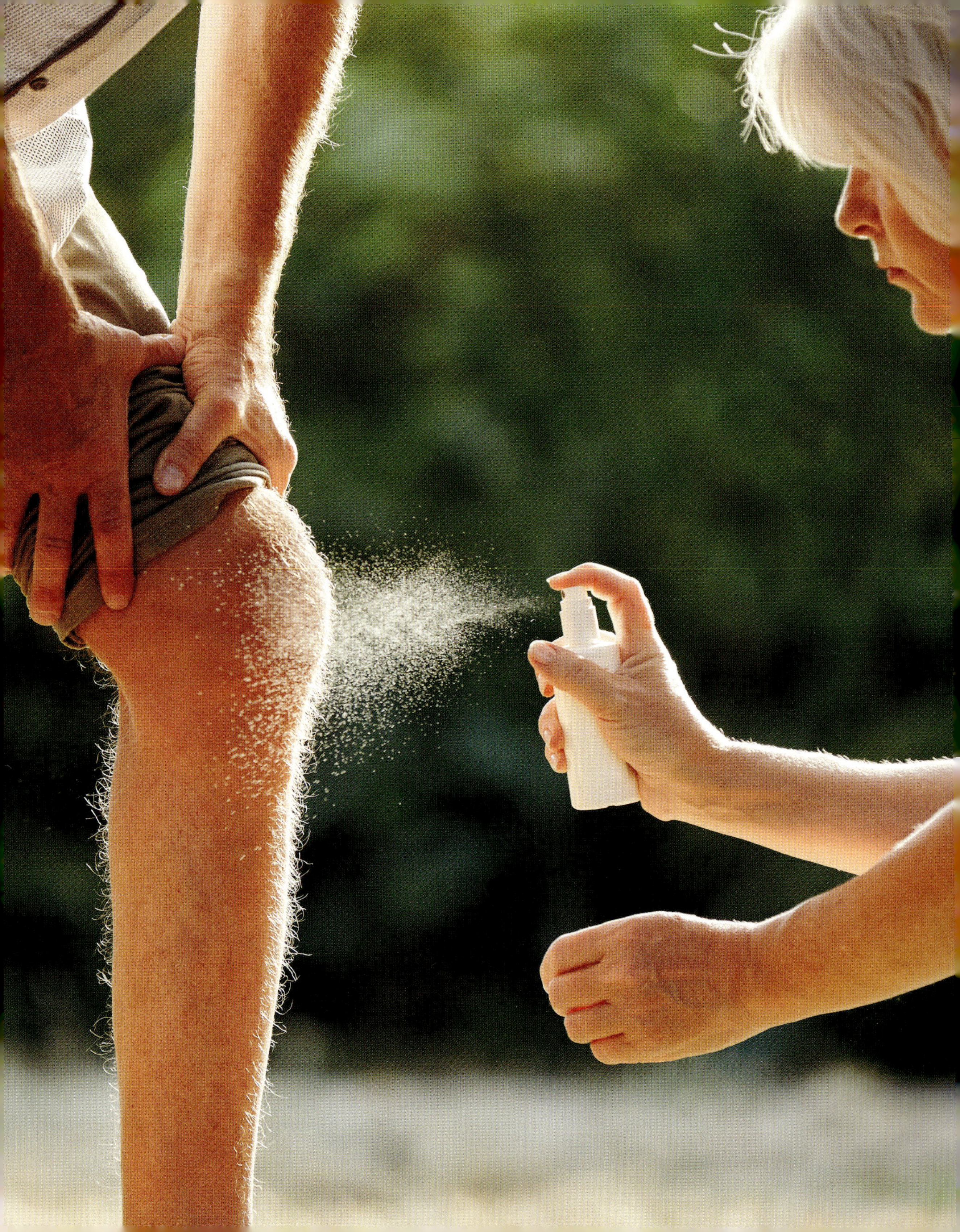

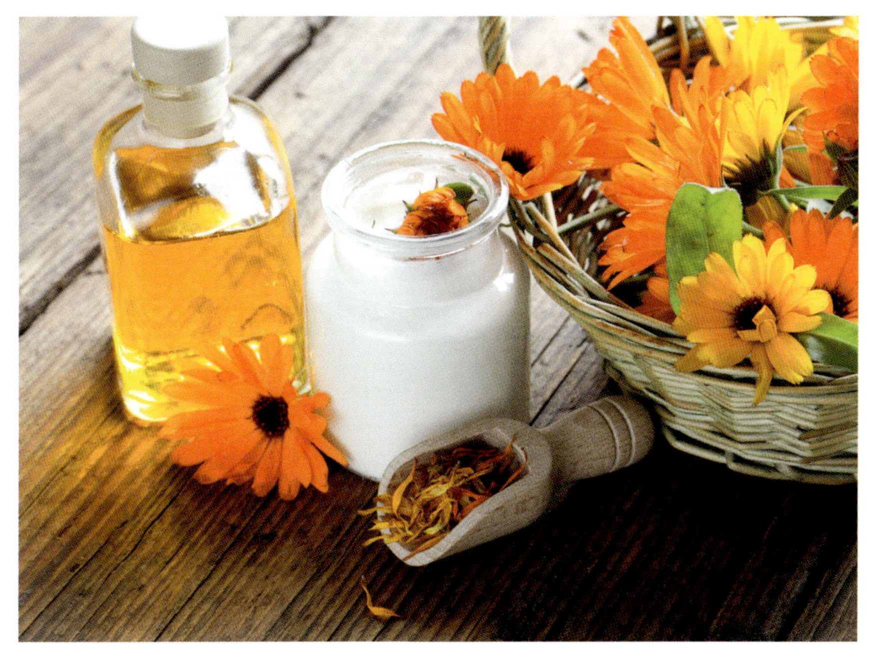

Alles gegen Krampfadern & Hämorrhoiden

Kühlspray
gegen schwere Beine im Sommer

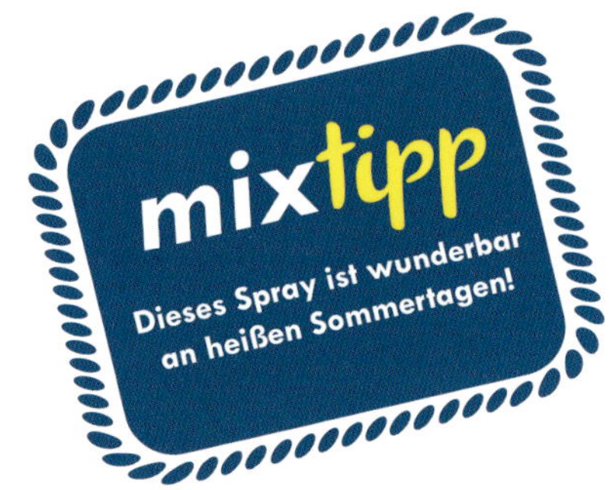

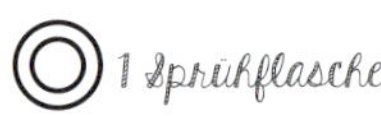 1 Sprühflasche 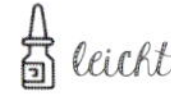 leicht 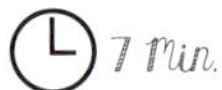 7 Min.

Zutaten

Utensilien:
1 Sprühflasche
à 300 ml

200 g Franzbranntwein mit Fichtennadel
50 g Rosskastanienextrakt
60 Tropfen Pfefferminzöl
40 Tropfen Zitronenöl

1. Als Erstes gibst du den Franzbranntwein und das Rosskastanienextrakt in den Mixtopf. Arbeite nun 5 Minuten/ Stufe 2 das Pfefferminz- und das Zitronenöl langsam in die Mischung ein.
2. Fülle das fertige Spray sofort ab, da die ätherischen Öle leicht flüchtig sind.

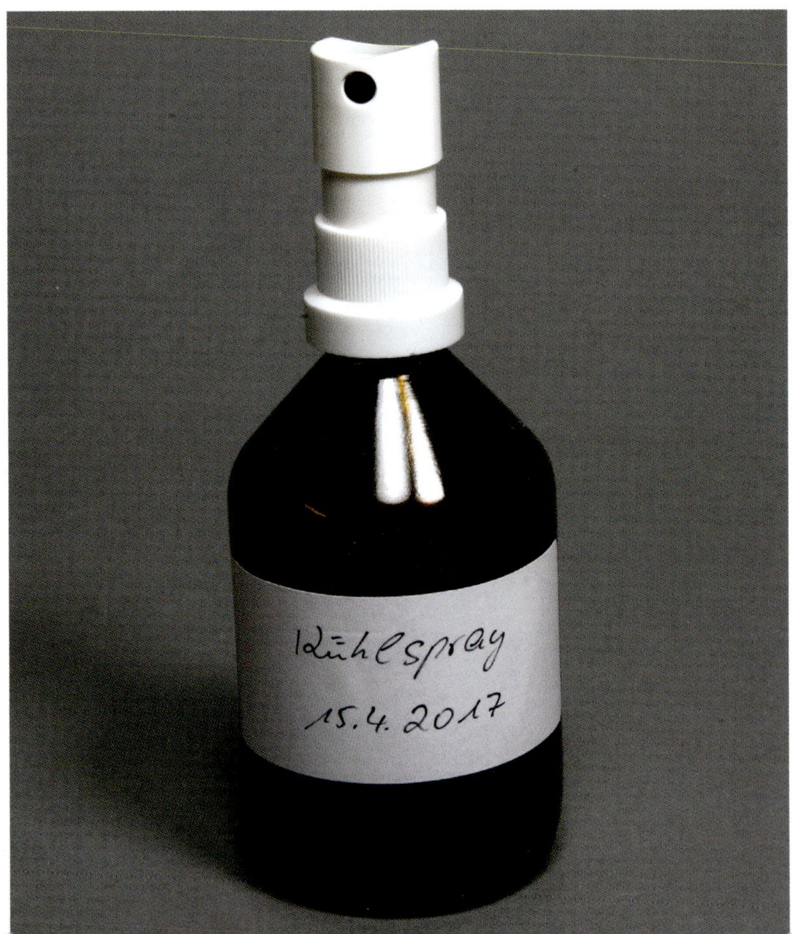

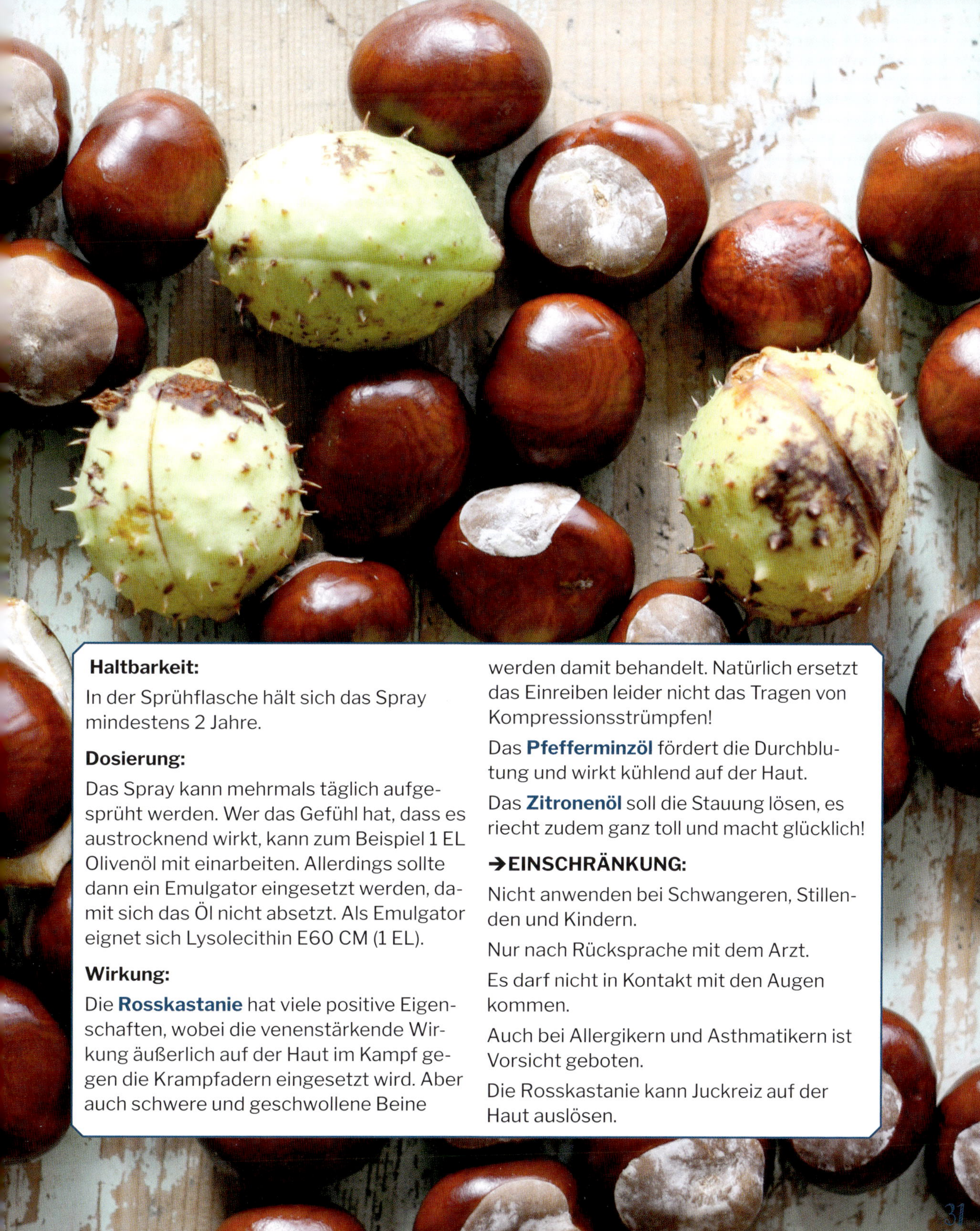

Haltbarkeit:

In der Sprühflasche hält sich das Spray mindestens 2 Jahre.

Dosierung:

Das Spray kann mehrmals täglich aufgesprüht werden. Wer das Gefühl hat, dass es austrocknend wirkt, kann zum Beispiel 1 EL Olivenöl mit einarbeiten. Allerdings sollte dann ein Emulgator eingesetzt werden, damit sich das Öl nicht absetzt. Als Emulgator eignet sich Lysolecithin E60 CM (1 EL).

Wirkung:

Die **Rosskastanie** hat viele positive Eigenschaften, wobei die venenstärkende Wirkung äußerlich auf der Haut im Kampf gegen die Krampfadern eingesetzt wird. Aber auch schwere und geschwollene Beine werden damit behandelt. Natürlich ersetzt das Einreiben leider nicht das Tragen von Kompressionsstrümpfen!

Das **Pfefferminzöl** fördert die Durchblutung und wirkt kühlend auf der Haut.

Das **Zitronenöl** soll die Stauung lösen, es riecht zudem ganz toll und macht glücklich!

➔EINSCHRÄNKUNG:

Nicht anwenden bei Schwangeren, Stillenden und Kindern.

Nur nach Rücksprache mit dem Arzt.

Es darf nicht in Kontakt mit den Augen kommen.

Auch bei Allergikern und Asthmatikern ist Vorsicht geboten.

Die Rosskastanie kann Juckreiz auf der Haut auslösen.

Salbe zum Auftragen

gegen Krampfadern

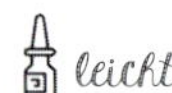

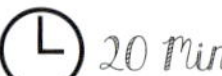

Zutaten

Utensilien:
1 Kruke à 200 ml

10 g Bienenwachs
30 g Wollwachs
60 g Olivenöl
60 g Rosskastanientinktur
20 Tropfen ätherisches Wacholderbeerenöl

1. Als Erstes füllst du Bienenwachs, Wollwachs und Olivenöl in den Mixtopf und erwärmst die Zutaten 15 Minuten/ 90°C/ Stufe 2. Das Bienenwachs muss komplett geschmolzen sein.
2. Nun arbeitest du die Rosskastanientinktur bei laufendem Messer auf Stufe 3 tropfenweise unter. Wer sich nicht so sicher ist und Klümpchenbildung vermeiden möchte, kann die Tinktur auch kurz erwärmen, möglichst auf die gleiche Temperatur wie die Grundmasse, und dann alles sofort in den Mixtopf geben und verrühren.
3. Jetzt tröpfelst du das Wacholderbeerenöl 2 Minuten/ Stufe 2 in die Masse hinein. Alles mit dem Spatel nach unten schieben und die Mischung erneut 2 Minuten/ Stufe 2 verrühren. Im Topf erkalten lassen und zwischendurch immer etwas abkratzen und rühren.
4. Nach dem Erkalten füllst du die Salbe in eine Kruke ab.

Dosierung:
Die Salbe ist bei Zimmertemperatur 3 Monate haltbar, da sie nicht konserviert ist.

Wirkung:
Die **Rosskastanie** hat viele positive Eigenschaften, wobei die venenstärkende Wirkung äußerlich auf der Haut im Kampf gegen die Krampfadern eingesetzt wird. Aber auch schwere und geschwollene Beine werden damit behandelt. Natürlich ersetzt das Einreiben nicht das Tragen von Kompressionsstrümpfen!

Wacholderbeerenöl wird äußerlich bei entzündlichen, schmerzhaften Erkrankungen eingesetzt.

Bienenwachs bringt die nötige Geschmeidigkeit in die Salbe. Möchte man diese etwas cremiger haben, dann sollte man den Anteil an Bienenwachs reduzieren.

Wollwachs zieht gut in die Haut ein.

→EINSCHRÄNKUNG:
Die Rosskastanie kann Juckreiz auf der Haut auslösen. Deshalb nicht in der Schwangerschaft, Stillzeit und bei Kindern anwenden.

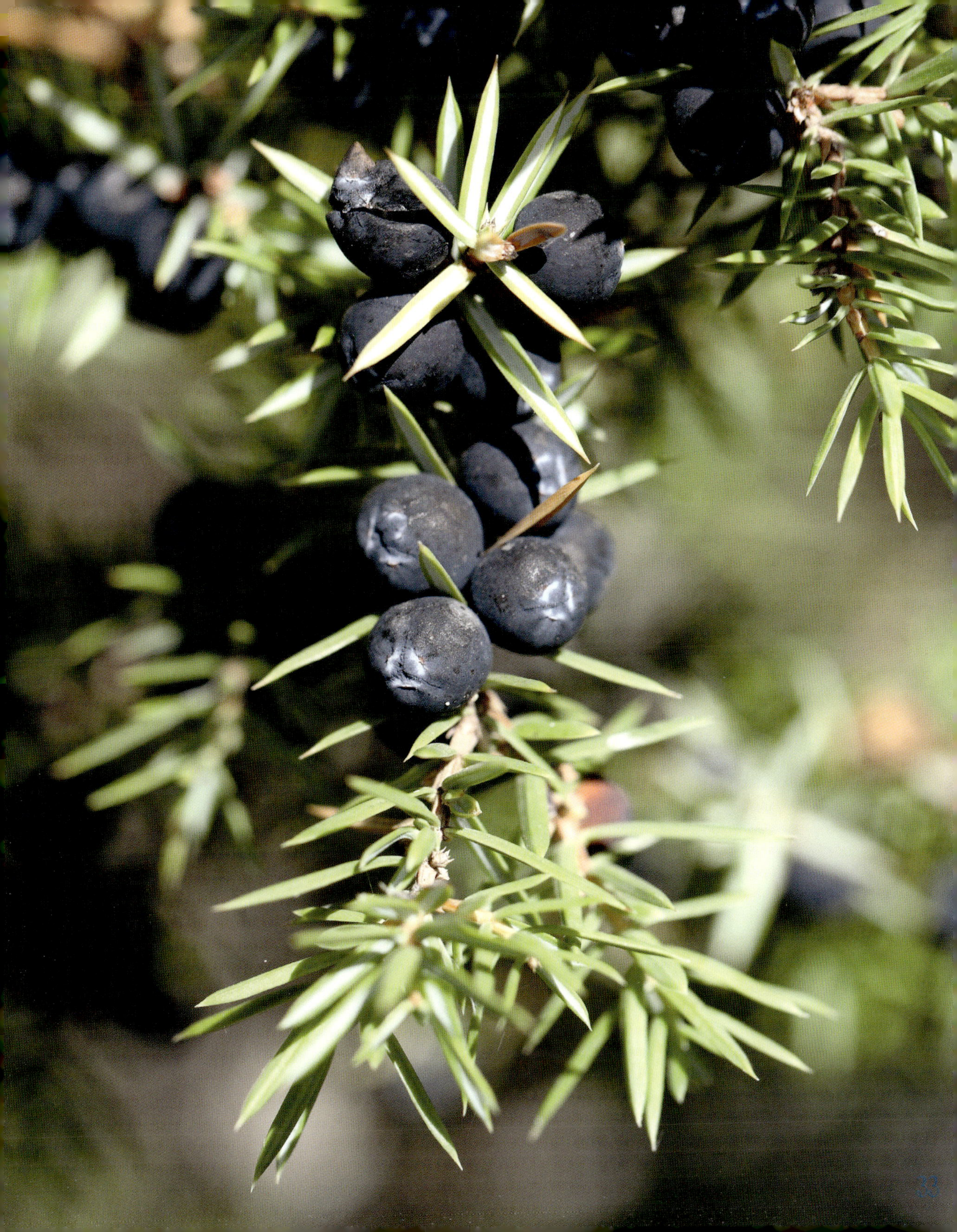

Juckreizstillende, heilungsfördernde, adstringierende

Hämorrhoidensalbe

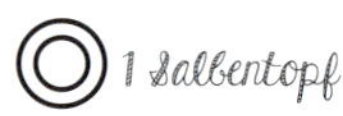
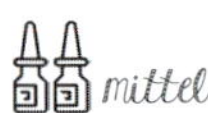
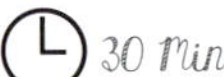

Zutaten

Utensilien:
Kaffeefilter,
1 Salbentöpfchen
à 250 ml

2 EL Eichenrinde
100 g Wasser
10 g Bienenwachs
200 g Kokosöl
10 g Hamamelisextrakt
10 Tropfen Teebaumöl

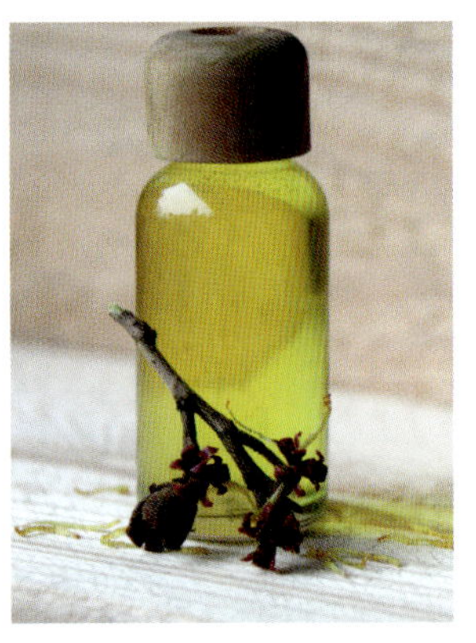

1. Zunächst stellst du Eichenrindenwasser her. Hierfür gibst du Eichenrinde mit Wasser in den Mixtopf und kochst die Zutaten 9–12 Minuten/ 100°C/ Stufe 1 ohne Messbecher. Koche das Wasser auf die benötigte Menge, hier 30 g, ein und filtere es anschließend durch einen Kaffeefilter.

2. Reinige dann den Mixtopf gründlich. Gib das Bienenwachs und das Kokosöl in den Mixtopf und lass beides 10–12 Minuten/ 90°C/ Stufe 2 ohne Messbecher schmelzen. Falls etwas Wachs am Topfrand hochrutscht, schiebe dieses mithilfe des Spatels wieder nach unten. Während des Vorganges gießt du das noch warme Eichenrindenwasser durch die Deckelöffnung.

3. Nun lässt du die Salbe etwas auskühlen, ca. 60°C wäre die optimale Temperatur. Dann rührst du tröpfchenweise das Hamamelisextrakt 4–6 Minuten/ Stufe 2 in die Masse ein. Verrühre die Mischung so lange, bis die Masse beginnt einzudicken.

4. Jetzt arbeitest du das Teebaumöl 2 Minuten/ Stufe 2 bei laufendem Messer unter. Säubere den Rand des Mixtopfs und wiederhole die Einstellung. Fülle die Salbe in ein Salbentöpfchen. Lass sie vor dem Verschließen erst vollständig auskühlen.

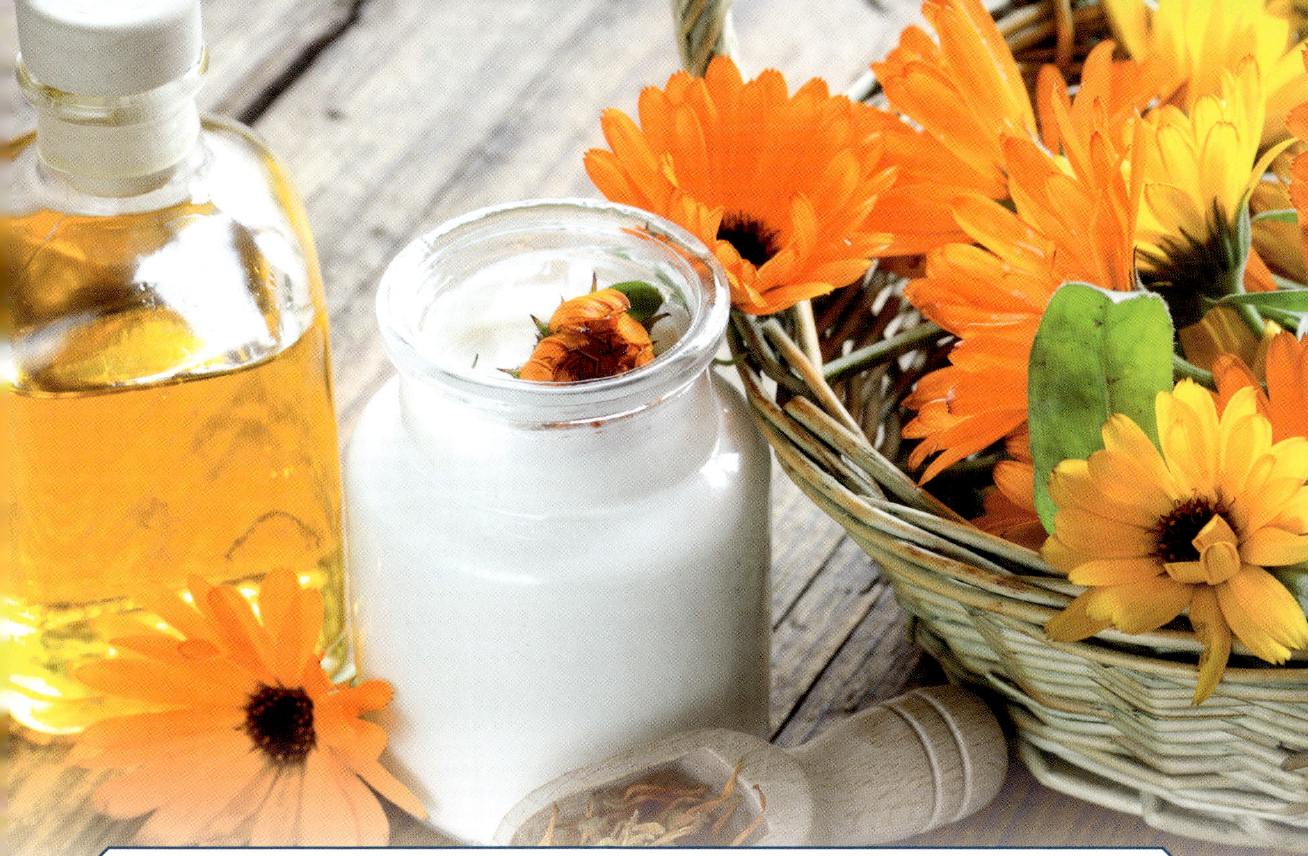

Haltbarkeit:

An einem kühlen Ort gelagert ist die Salbe 1 Jahr haltbar.

Dosierung:

Die Selbstbehandlung von Hämorrhoiden sollte eine Dauer von 4 Wochen allerdings nicht überschreiten. Bei länger anhaltenden Problemen und Blutungen immer einen Arzt aufsuchen.

Wirkung:

Der **Hamamelisextrakt** wirkt durch die Gerbstoffe zusammenziehend, aber auch entzündungshemmend. Er stillt den Juckreiz und wirkt wundheilungsfördernd.

Die **Eichenrinde** wirkt zusammenziehend, also gut gegen verdickte Adern. Außerdem ist sie juckreizlindernd und hilft dabei, die Entzündung einzudämmen.

Das **Teebaumöl** hat eine desinfizierende und pilztötende Wirkung. Zudem wirkt es entzündungshemmend und wundheilungsfördernd.

➔EINSCHRÄNKUNG:

Teebaumöl ist problematisch bei Allergikern, wobei älteres Öl häufiger Kontaktallergien auslöst als frisches. Genauso erhöht die unverdünnte Anwendung über einen langen Zeitraum diese Reaktion.

Schwangere, Stillende und Kinder dürfen dieses Öl nur verdünnt anwenden.

Um zu sehen, ob man die Salbe verträgt, kann man den Test auf der Armbeuge machen, indem man dort eine kleine Menge aufträgt. Zeigen sich nach 30 Minuten keine roten Stellen, kann man sie bedenkenlos verwenden.

Entzündungshemmende, pflegende Hämorrhoidensalbe

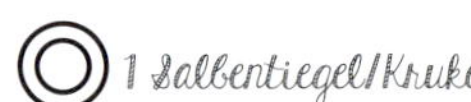

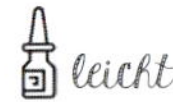

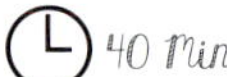

Zutaten

Utensilien:
1 Salbentiegel oder Kruke à 250 ml

100 g Wollwachs
100 g Olivenöl
4 g Arnikatropfen, Urtinktur
4 g Ringelblumentropfen, Urtinktur
4 g Rosskastanientropfen, Urtinktur
4 g Hamamelistropfen, Urtinktur

1. Zunächst gibst du das Wollwachs in den Mixtopf und erwärmst es 10 Minuten/ 70°C/ Stufe 2 ohne Messbecher. Nachdem die Grundlage gänzlich geschmolzen ist, gießt du das Olivenöl langsam hinein und arbeitest es 5 Minuten/ Stufe 2 unter. Lass dann die Salbengrundlage im Mixtopf erkalten. Ab und an kannst du die Masse auf Stufe 3 verrühren und den Rand sorgfältig mit dem Spatel säubern.

2. Anschließend tröpfelst du die verschiedenen Urtinkturen – Arnika-, Ringelblumen-, Rosskastanien- und Hamamelistropfen – langsam durch die Deckelöffnung und vermengst sie 10 Minuten/ Stufe 3 mit den anderen Zutaten. Schiebe alles mit dem Spatel nach unten und vermenge die Salbe erneut 2 Minuten/ Stufe 4.

3. Die Salbe in eine Kruke oder einen Salbentiegel abfüllen. Erst schließen, wenn die Salbe völlig erkaltet ist.

Haltbarkeit:

Lagerung bei Zimmertemperatur. Die Haltbarkeit beträgt ein halbes Jahr, wenn zum Entnehmen ein Spatel benutzt wird. Oder aber in eine Unguator-Kruke abfüllen, die von Hause aus nur eine kleine Öffnung zum Entnehmen hat.

Dosierung:

2 x täglich auf die betroffene Stelle auftragen.

Wirkung:

Arnika reduziert die Schwellung und arbeitet gegen die Entzündung.

Ringelblume beruhigt die Haut und fördert die Heilung wunder Stellen.

Rosskastanie wirkt blutstillend, gefäßverengend und entzündungshemmend.

Hamamelis wirkt gefäßverengend, antibakteriell und antiviral. Es verringert aber auch die Reize, die durch die Reinigung des Afters entstehen.

➔EINSCHRÄNKUNG:

Nicht für Kinder geeignet und nicht für Allergiker. Schwangere und Stillende nur nach Rücksprache mit dem Arzt.

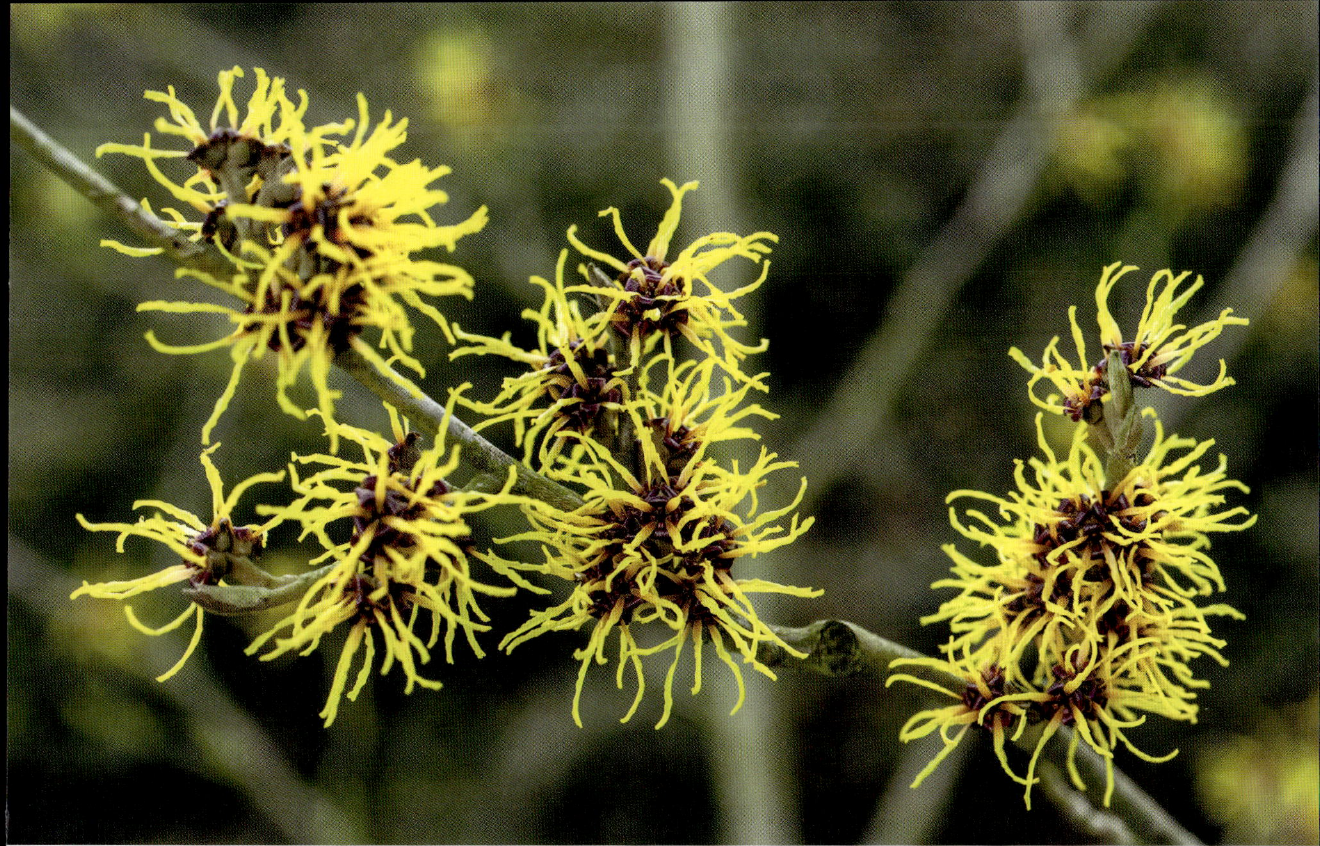

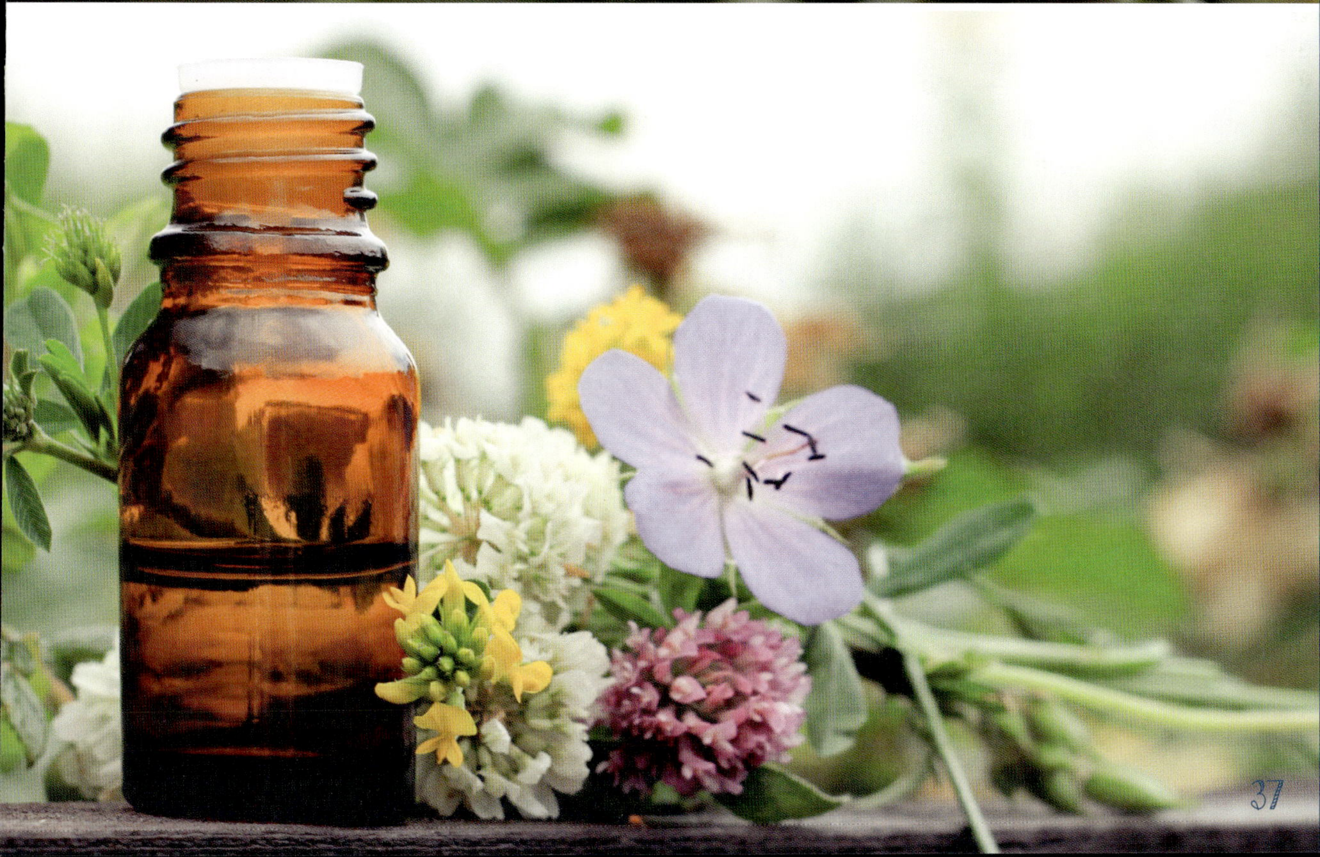

Zusammenziehende Zäpfchen gegen innere Hämorrhoiden

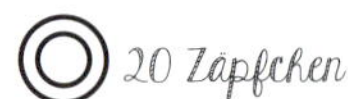
20 Zäpfchen

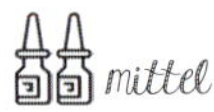
mittel

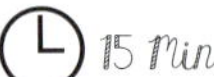
15 Min.

Zutaten

Utensilien:
Zäpfchenform, erhältlich im Internet

2 TL Beinwellwurzel
2 TL Eichenrinde
100 g Kakaobutter

1. Als Erstes pulverisierst du die Beinwellwurzel und die Eichenrinde im Mixtopf 15 Sekunden/ Stufe 10. Ich lege immer ein Papierküchentuch zwischen Deckel und Messbecher, damit kein Wurzelstaub entweichen kann. Vor dem Öffnen des Deckels 2 Minuten warten, damit sich der Staub auf dem Boden absetzen kann.
2. Anschließend gibst du die Kakaobutter hinzu und schiebst die Pulverreste an den Wänden mit dem Spatel nach unten. Schmelze dann die Zutaten 10 Minuten/ 37°C/ Stufe 2. Verrühre die Zäpfchenmasse abschließend 1 Minute/ Stufe 3.
3. Nun lässt du die Masse auf ca. 25°C – dann hat sie eine cremige Substanz – abkühlen. Verrühre sie dann erneut 30 Sekunden/ Stufe 4 und fülle sie in einen Becher mit Ausgießöffnung um. Gieße die Mischung langsam in eine Zäpfchenform und lass die Zäpfchen vollständig erkalten.

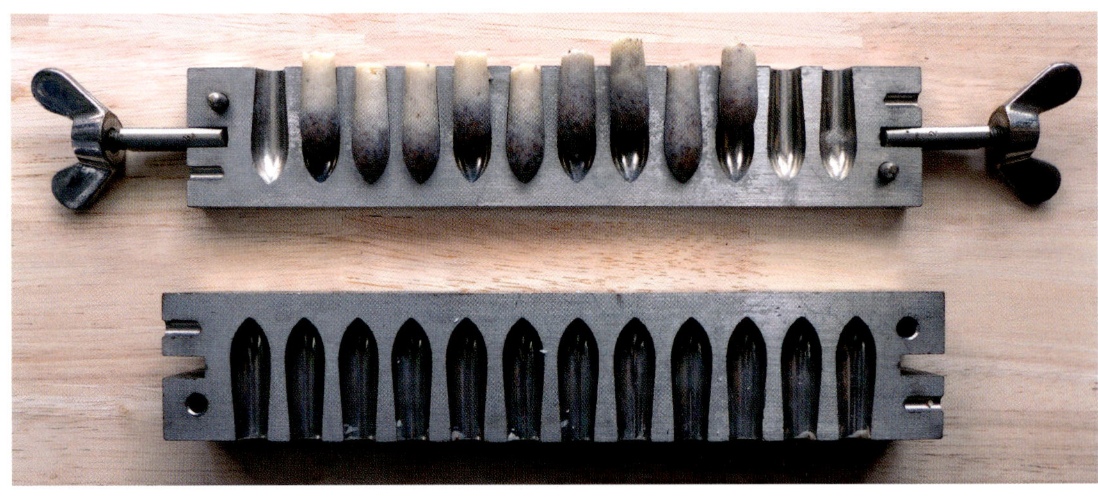

mixtipp
Da das Pulver schwerer als die Kakaomasse ist, setzt es sich leicht am Mixtopfboden ab. Das kann man leider nicht verhindern, daher sollte man vor jedem erneuten Eingießen in die Zäpchenform die Masse umrühren. So sollte in jedem Zäpfchen die gleiche Menge an Wirkstoff vorhanden sein.
mixtipp
Das Abkühlen dauert recht lange (ca. 2 Stunden), also nicht ungeduldig werden. Man erkennt, dass das Zäpfchen fest ist, indem man auf das Zäpfchen drückt. Wenn es etwas nachgibt und knackt, dann ist es fest und kann entnommen werden.

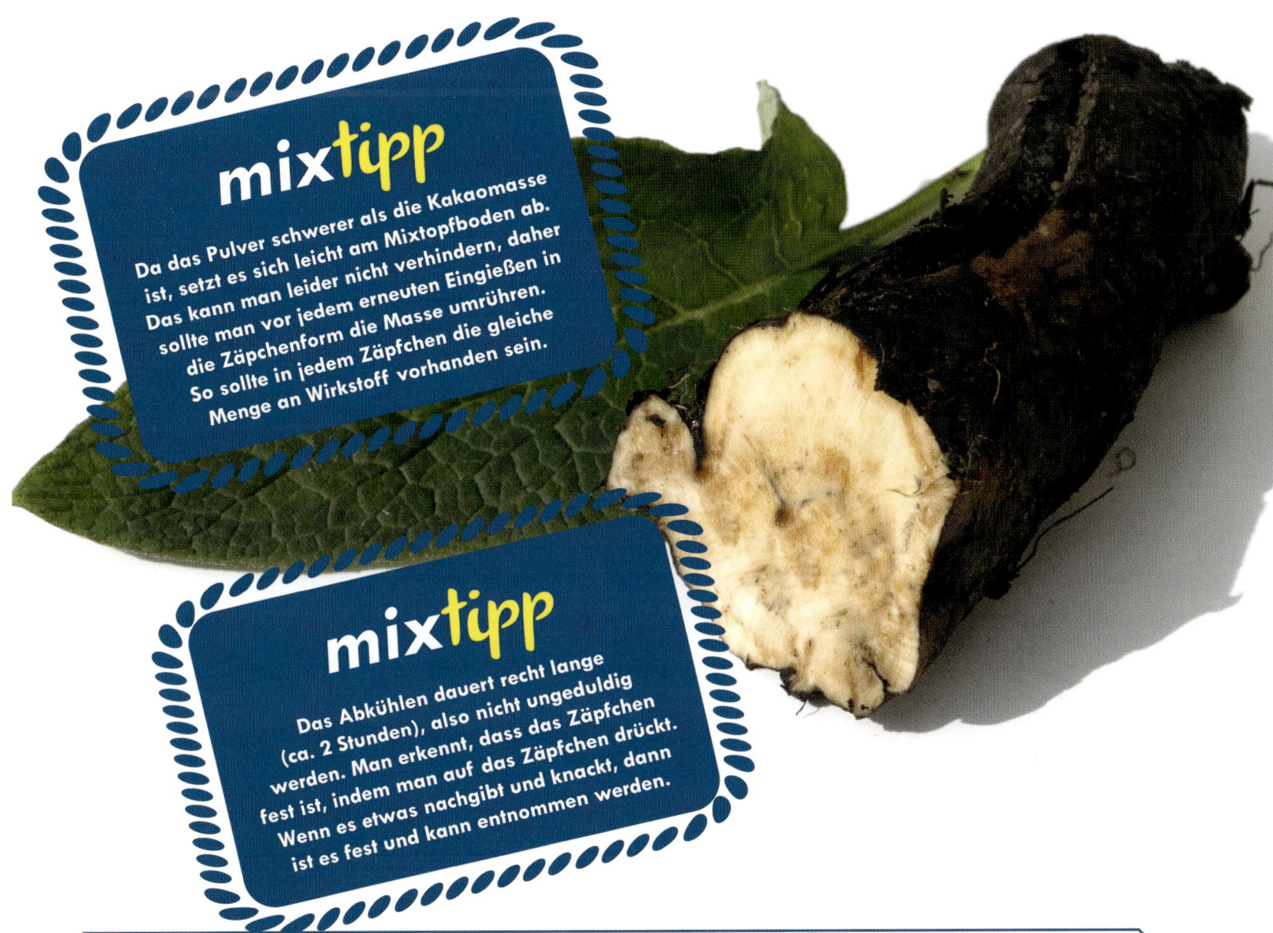

Haltbarkeit:

Die Zäpfchen werden in einer Kruke aufbewahrt und halten sich bei Zimmertemperatur 1 Jahr.

Dosierung:

1 x täglich nach dem Stuhlgang in den After einführen, damit das Zäpfchen eine lange Einwirkzeit hat. Die Selbstbehandlung von Hämorrhoiden sollte eine Dauer von 4 Wochen allerdings nicht überschreiten. Bei länger anhaltenden Problemen und Blutungen immer einen Arzt aufsuchen.

Wirkung:

Die **Eichenrinde** wirkt zusammenziehend, also gut gegen verdickte Adern. Außerdem ist sie juckreizlindernd und arbeitet gegen die Entzündung.

Die **Beinwellwurzel** wirkt abschwellend, aber auch entzündungshemmend. Die Gerbstoffe haben einen zusammenziehenden Effekt. Zudem sagt man ihr eine schmerzstillende Wirkung nach. Sie enthält allerdings Alkaloide, daher gibt es eine Anwendungsbeschränkung von 4–6 Wochen pro Jahr, da man nicht sicher sein kann, ob die Alkaloide über die Haut resorbiert werden.

➔EINSCHRÄNKUNG:

Die Zäpfchen sind nicht für Kinder, Schwangere und Stillende geeignet. Auch Vorsicht bei Allergikern.

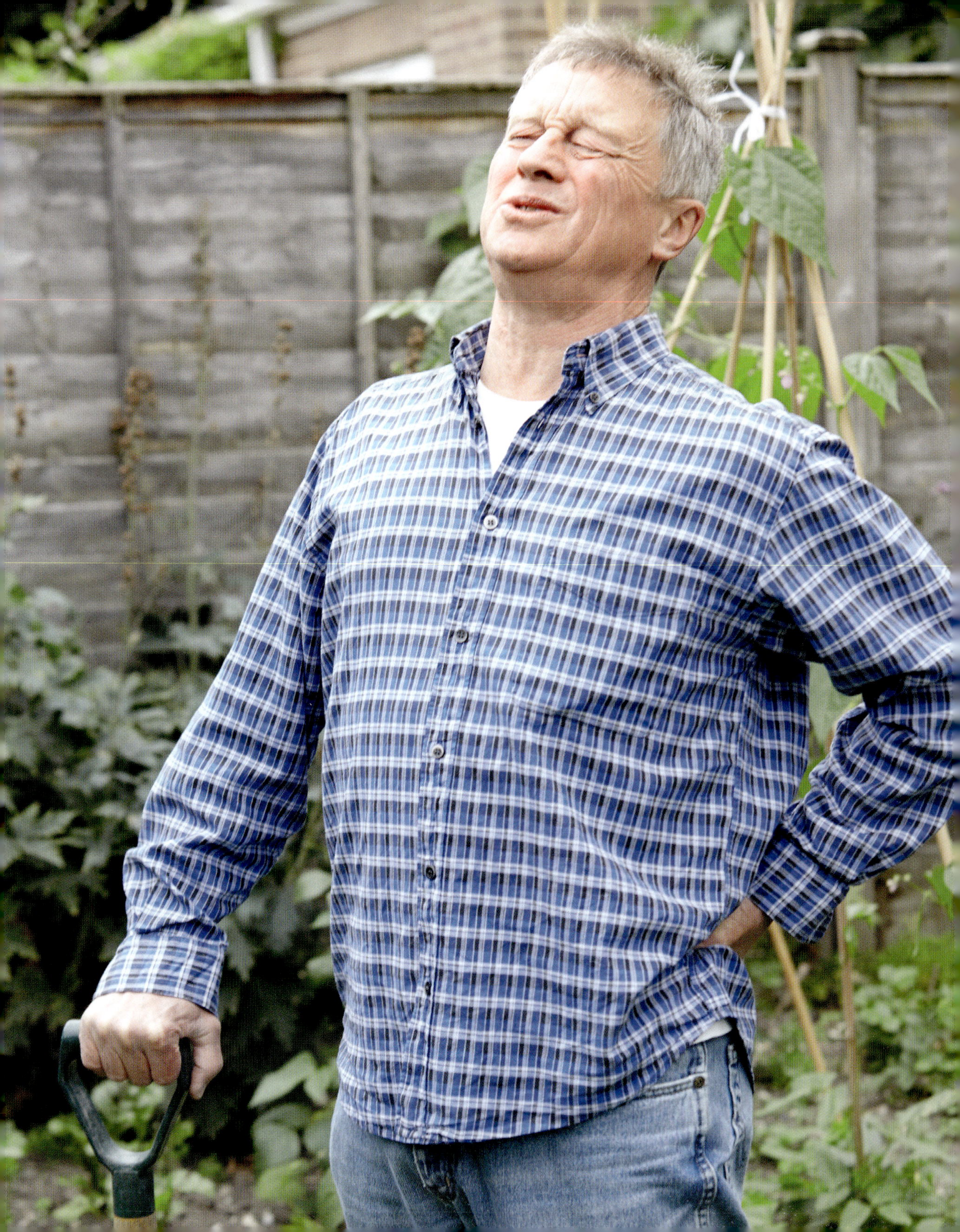

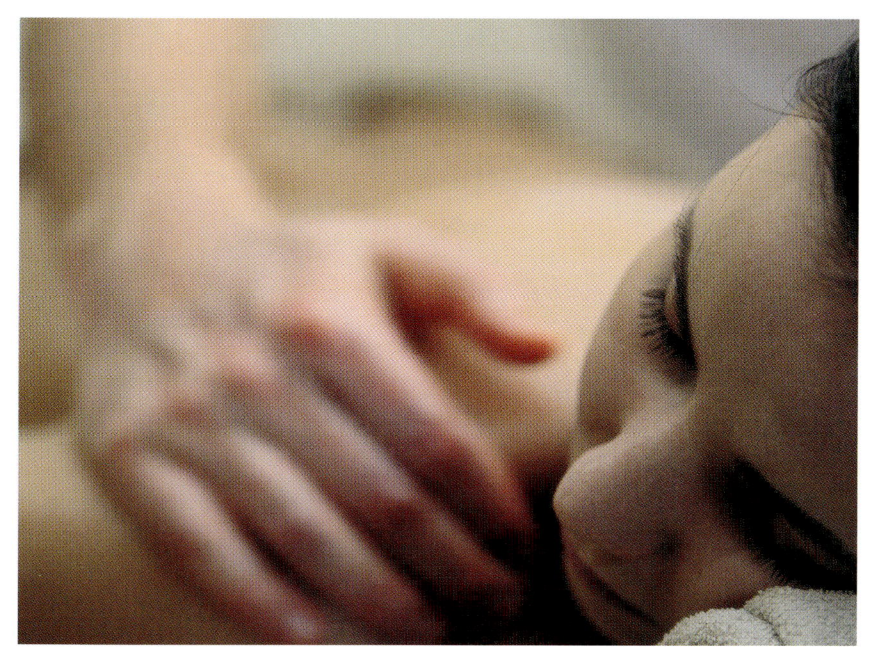

Alles gegen Rheuma, Arthrose & Schmerzen

Balsam gegen Rückenschmerzen

1 Kruke

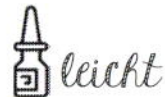
leicht

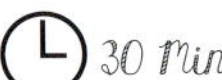
30 Min.

Zutaten

Utensilien:
1 Kruke à 250 ml

20 g Wollwachs
20 g Bienenwachs
200 g Johanniskrautöl
20 g Tinktur von der Teufelskralle
20 Tropfen ätherisches Rosmarinöl
20 Tropfen ätherisches Thymianöl
20 Tropfen ätherisches Pfefferminzöl

1. Zunächst erhitzt du das Wollwachs mit dem Bienenwachs und dem Johanniskrautöl im Mixtopf 10 Minuten/ 90°C/ Stufe 1 ohne Messbecher, bis die Zutaten geschmolzen sind. Achte darauf, dass das Bienenwachs beim Einwiegen nicht auf dem Messer liegt oder am Mixtopfrand klebt.
2. Gib dann die Teufelskralle 10 Minuten/ Stufe 3 tröpfchenweise zur Mischung hinzu. Wer auf Nummer Sicher gehen will, dass die Teufelskralle in die Masse emulgiert, sollte die Tinktur vorher auf die gleiche Temperatur bringen.
3. Ist die Temperatur auf 35°C abgesunken, kannst du die ätherischen Öle einarbeiten. Gib also nacheinander das Rosmarin-, das Thymian- und das Pfefferminzöl 3 Minuten/ Stufe 3 dazu. Säubere zwischendurch die Ränder des Mixtopfs mit dem Spatel.
4. Fülle nun die fertige Salbe in eine saubere Salbenkruke.

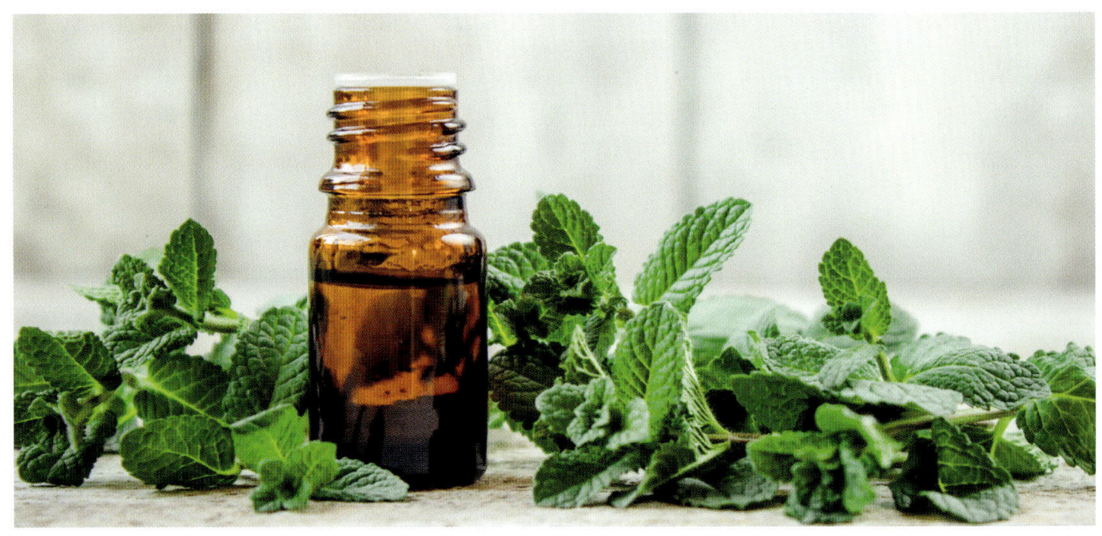

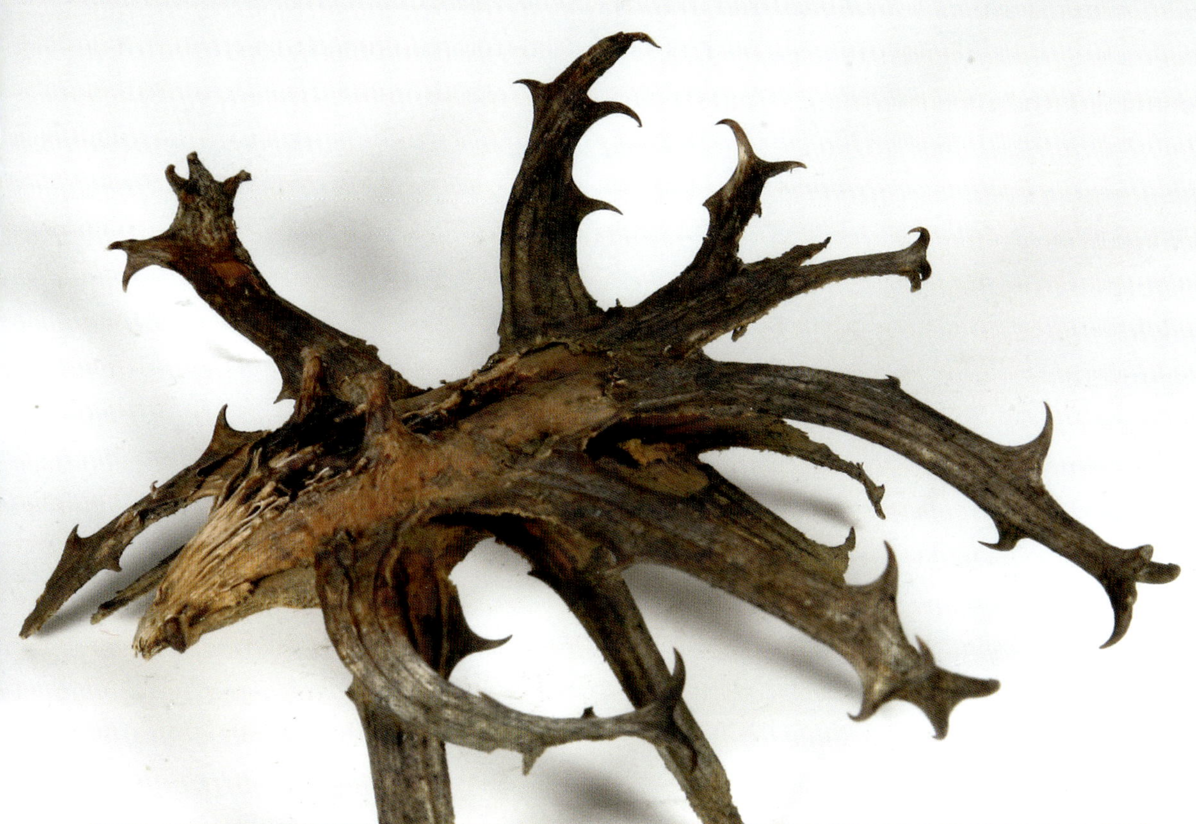

Haltbarkeit:

Dieser Balsam ist 6 Monate haltbar.

Wirkung:

Die **Teufelskralle** ist ein Multitalent und wirkt gut gegen Hexenschuss und Muskelkater. Bei Kopfschmerzen wird der Balsam äußerlich aufgetragen.

Wollwachs zieht gut in die Haut ein und wird nicht ranzig.

Das **Bienenwachs** bringt die nötige Festigkeit im Balsam.

Das **Johanniskrautöl** hat in der Kombination mit den enthaltenen ätherischen Ölen, den Gerbstoffen und den Flavonoiden eine entzündungshemmende Wirkung, heilt Wunden und wirkt leicht schmerzstillend.

Das **Pfefferminzöl** fördert die Durchblutung und wirkt kühlend auf der Haut.

Rosmarinöl wirkt durchblutungsfördernd, aber auch reizend.

Thymianöl wirkt krampflösend und entzündungshemmend und ist arm an Nebenwirkungen. Zudem riecht es fantastisch.

→EINSCHRÄNKUNG:

Nicht in der Schwangerschaft, Stillzeit und nicht bei Kindern anwenden, auch wenn diese durch das viele Sitzen vor dem Computer oft verspannt sind.

Nicht auf Schleimhäute auftragen. Nach der Verwendung gut die Hände waschen.

Nicht bei Allergikern und bei Asthmatikern verwenden.

Durchblutungsfördende, wärmende
Salbe bei Muskelverspannungen
(NRF 1.2)

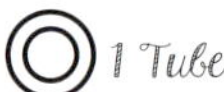 1 Tube 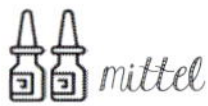 mittel  20 Min.

Zutaten
Utensilien:
Feinwaage,
1 Tube à 100 ml

10 g Methylsalicylat
10 g Campher
2 g Menthol
10 g mikrokristallines Paraffin
58 g Wollwachs-alkoholsalbe

1. Zunächst gibst du das Methylsalicylat in ein Schälchen und fügst Campher und Menthol hinzu. Löse die Zutaten darin durch Rühren mit einem Löffel auf. In der Lösung dürfen keine Kristalle mehr zu sehen sein.

2. Nun gibst du das mikrokristalline Paraffin und die abgewogene Wollwachsalkoholsalbe in den Mixtopf und schmilzt beide Substanzen 5 Minuten/ Varoma/ Stufe 2. Säubere dann den Rand mithilfe des Spatels und wiederhole die Einstellung zweimal, bis nur noch eine klare Flüssigkeit erkennbar ist. Lass die Flüssigkeit abkühlen.

3. Sobald die Masse trüb wird, kann die Campher-Menthol-Lösung tröpfchenweise bei laufendem Messer auf Stufe 2 eingerührt werden. Zwischendurch immer wieder die Ränder abschaben und die Masse auf Stufe 2 so lange verrühren, bis eine homogene Salbe entstanden ist.

mixtipp
Vorsicht beim Abfüllen – gut die Hände waschen!

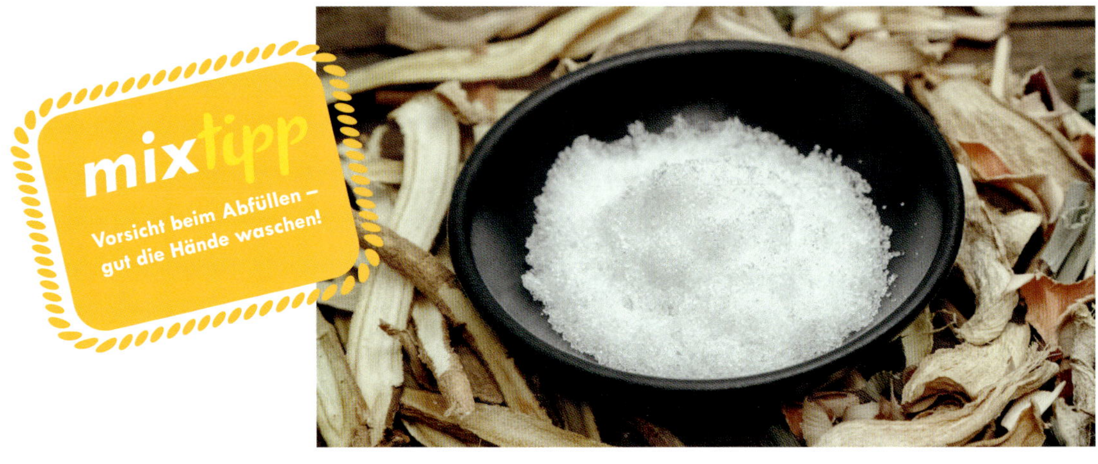

Haltbarkeit:

Die durchblutungsfördende Salbe hält sich in der Aluminiumtube 1 Jahr.

Dosierung:

2–3 x täglich auf die verkrampfte Muskulatur auftragen. Die Salbe besitzt schmerzlindernde Wirkung aufgrund der Muskelentspannung und kann gut bei Hexenschuss (Lumbago) sowie Muskel- und Gelenkschmerzen angewendet werden.

Wirkung:

Methylsalicylat reizt die Haut stark und führt somit zu einer verstärkten Durchblutung.

Menthol und **Campher** erweitern die Blutgefäße. So kommt es zu einem Kältegefühl. Die stark kühlende Wirkung des Menthols hat ebenso eine juckreizmildernde Wirkung.

➔EINSCHRÄNKUNG:

Die Salbe darf nicht auf eine vorgeschädigte Haut aufgetragen werden. Nach dem Auftragen gut die Hände mit Wasser und Seife reinigen. Nicht auf Schleimhäuten oder am Auge verwenden. Für Kinder unzugänglich aufbewahren.

Nicht in der Schwangerschaft und Stillzeit anwenden. Nicht für Kinder geeignet.

Zusammensetzung Wollwachsalkoholsalbe nach DAB 2008:

Weiße Vaseline, Cetylstearylalkohol, Wollwachsalkohole

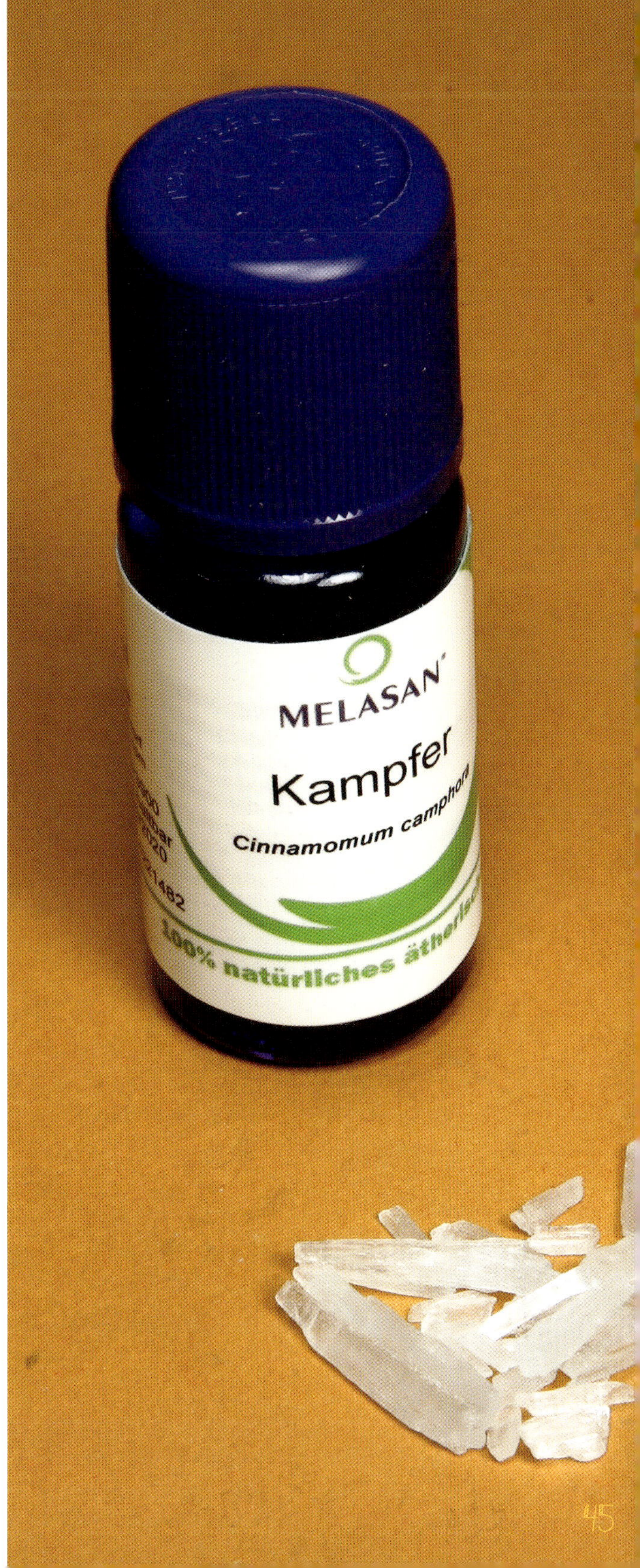

Massageöl gegen Rückenschmerzen

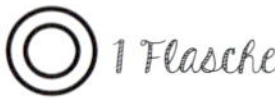
1 Flasche

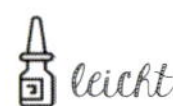
leicht

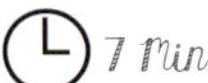
7 Min.

Zutaten

Utensilien:
1 Flasche à 200 ml, sterilisiert

120 g Mandelöl
40 Tropfen Lavendelöl
30 Tropfen Rosmarinöl
10 Tropfen Pfefferminzöl
10 Tropfen Eukalyptusöl

1. Gib zunächst das Mandelöl in den Mixtopf. Stelle den Thermomix® auf 5 Minuten/ Stufe 3 ein und arbeite die einzelnen Öle – Lavendel-, Rosmarin-, Pfefferminz- und Eukalyptusöl – unter.
2. Schon ist dein Massageöl fertig. Nun kannst du es in eine Glasflasche füllen.

Haltbarkeit:

Die Haltbarkeit beträgt bei Zimmertemperatur 6 Monate.

Dosierung:

1–2 x täglich den Rücken und die Schulter mit dem Massageöl einmassieren.

Wirkung:

Das **Pfefferminzöl** fördert die Durchblutung und wirkt kühlend auf der Haut.

Rosmarinöl wirkt durchblutungsfördernd, aber auch reizend.

Lavendelöl hat ein breites Wirkspektrum. Es wirkt entzündungshemmend, antibakteriell, antiviral, pflegend und beruhigend.

Eukalyptusöl erreicht durch die Reizung der Haut eine Durchblutungsförderung. Gleichzeitig erfolgt die innerliche Produktion von Botenstoffen, die schmerzlindernd und entzündungshemmend wirken können.

Das **Mandelöl** ist gut hautverträglich und beruhigt die Haut. Es begünstigt weder Pickel noch Aknebildung. Zudem ist eine komplexe Kombination von Vitaminen darin enthalten.

➔EINSCHRÄNKUNG:

Für Kinder ab 6 Jahren geeignet. Schwangere und Stillende nur nach Rücksprache mit dem Arzt. Für Allergiker nur bedingt geeignet. Nicht für Asthmatiker.

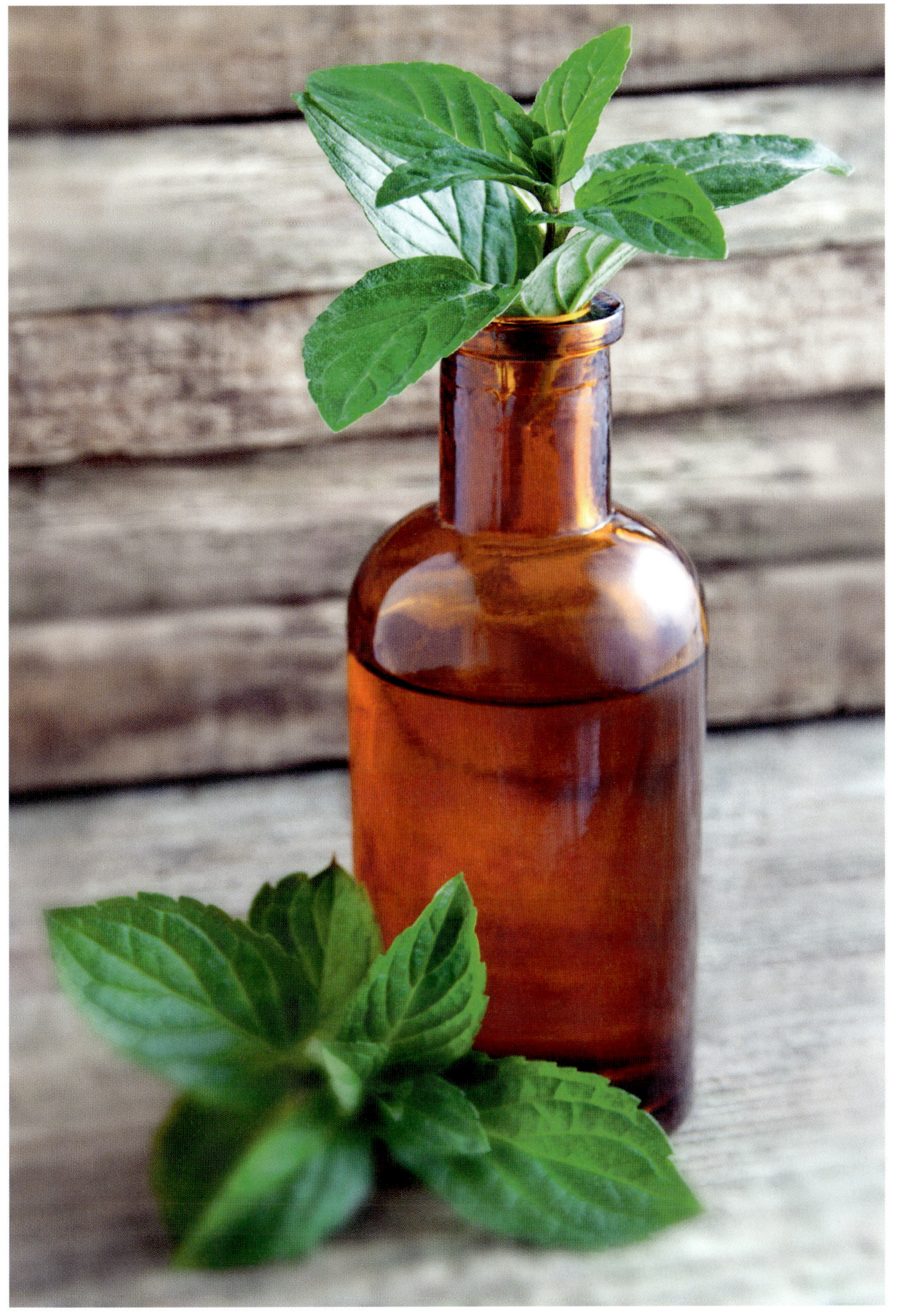

Schmerzlindernde

Beinwellsalbe bei Sportverletzungen

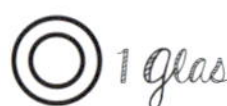 1 Glas 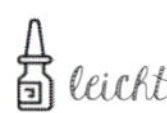 leicht  30 Min.

Zutaten

Utensilien:
1 Weithalsglas à 150 ml, z.B. von manufactum

75 g Beinwellöl
15 g Bienenwachs
40 g Sheabutter
15 Tropfen ätherisches Schafgarbenöl

1. Als Erstes gibst du das Beinwellöl und das Bienenwachs in den Mixtopf. Schmelze das Bienenwachs nun im Öl 15 Minuten/ 90°C/ Stufe 2 ohne Messbecher, bis ein klares Öl zu erkennen ist. Die Grundlage lässt du nun auf ca. 60°C abkühlen. Dabei verrührst du sie immer wieder und säuberst die Mixtopfränder, damit die Masse nicht klumpt.

2. Nun gibst du die Sheabutter dazu und vermengst die Zutaten 5 Minuten/ Stufe 2 ohne Messbecher. Die Sheabutter verteilt sich recht schnell. Lass die Mischung erkalten. Rühre sie dabei auf Stufe 3 ab und an mit dem Spatel durch und säubere den Mixtopfrand.

3. Sobald die Salbe erkaltet ist, das ätherische Öl einträufeln und auf Stufe 2 gut untermischen. Dann kannst du die Salbe in ein braunes Weithalsglas abfüllen.

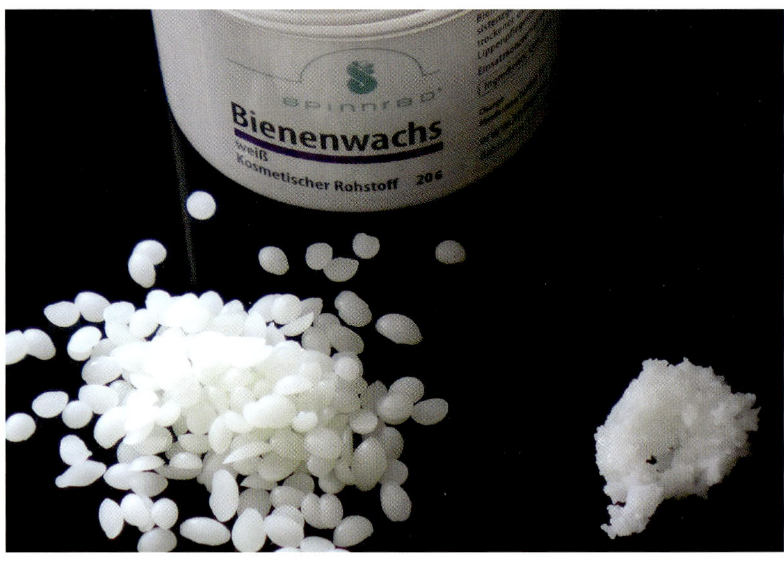

Haltbarkeit:

Die Salbe ist 6 Monate haltbar.

Dosierung:

Die Salbe darf nur auf intakte Haut aufgetragen werden.

Wirkung:

Beinwellsalbe hilft bei Prellungen und Blutergüssen, aber auch gegen Gelenkschmerzen. Des Weiteren kann sie bei Sehnenscheidenentzündungen eingesetzt werden.

Das **Schafgarbenöl** hat wundheilende und zellregenerierende Eigenschaften.

➔EINSCHRÄNKUNG:

Schwangere und Stillende wie immer nur nach Rücksprache mit dem Arzt. Für Kinder ab 6 Jahren geeignet. Vorsicht bei bekannter Allergie auf einen der Stoffe.

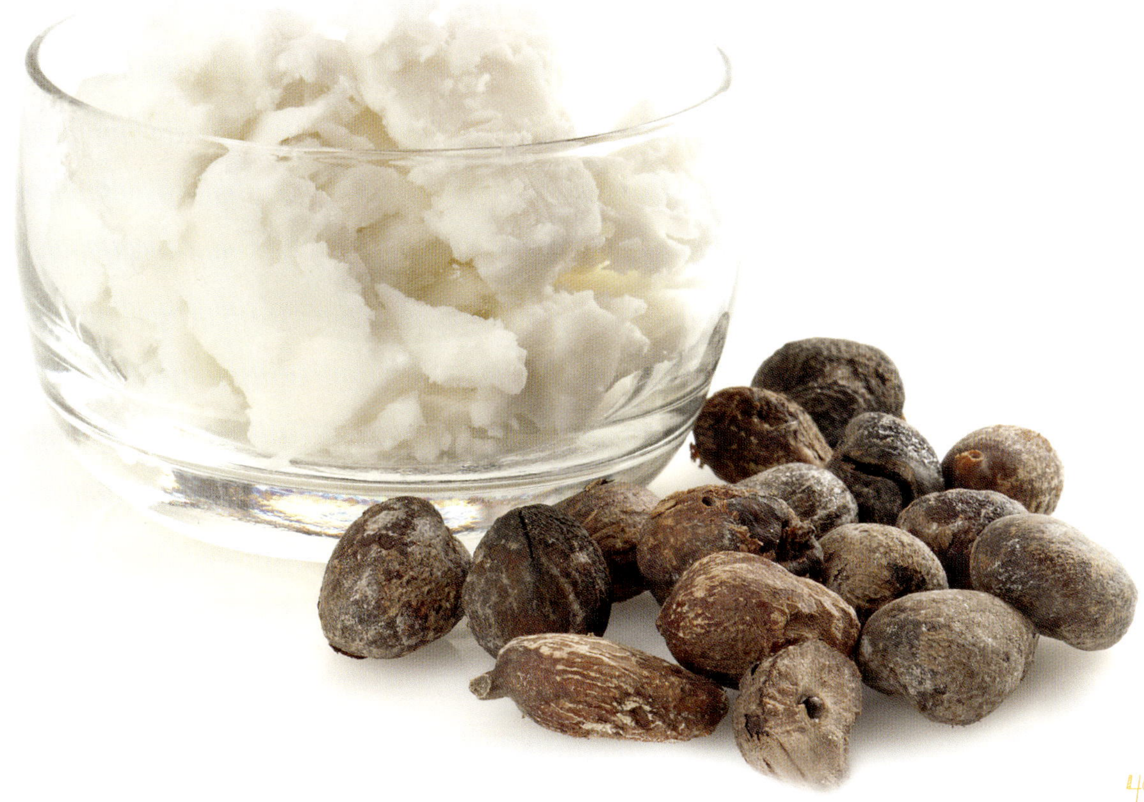

Wärmendes Öl bei Muskelverspannungen

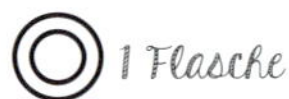

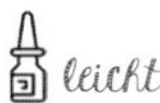

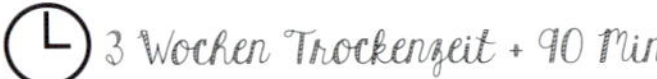

Zutaten

Utensilien:
Sieb, 1 Glasflasche à 150 oder 200 ml, sterilisiert

8 Cayenne-Chilischoten, gewaschen
ca. 100 g Mandelöl

1. Zunächst werden die Chilischoten getrocknet. Dafür legst du sie auf ein Gitter und stellst dieses an einen dunklen, gut belüfteten Ort. Der Vorgang des Trocknens kann bis zu 3 Wochen dauern.

2. Wenn die Schoten getrocknet sind und du das wärmende Öl zubereiten möchtest, ziehst du dir Einmalhandschuhe an. Entferne von den getrockneten Schoten die Stiele und gib die Schoten in den Mixtopf. Zerkleinere diese nun 5 Sekunden/ Stufe 10 und schiebe alles mit dem Spatel nach unten. Wiederhole den Vorgang anschließend.

3. Gieße das Mandelöl ein und erwärme die Mischung 80 Minuten/ 60°C/ Stufe 2. Filtere anschließend das Öl durch ein Sieb und fülle es in eine Flasche ab.

Haltbarkeit:
Das Öl ist mindestens 1 Jahr haltbar.

Dosierung:
Vor der ersten Anwendung erst an einer kleinen Stelle die Wirkung ausprobieren. Ist es zu stark, kann es gut mit Mandelöl verdünnt werden.

Wirkung:
Das Öl wirkt gut bei Muskelverspannungen im Schulter-, Hals- und Rückenbereich.

Cayennepfeffer wirkt stark reizend auf Haut und Nerven. Zusätzlich wirkt der Wirkstoff entzündungshemmend.

➔EINSCHRÄNKUNG:
Das Öl ist nicht für empfindliche Haut geeignet. Nicht für Kinder, Schwangere, Stillende und Menschen mit Missempfindungsstörungen (Polyneuropathie). Nicht auf Schleimhäute auftragen.

Nur auf die gesunde, nicht geschädigte Haut auftragen.

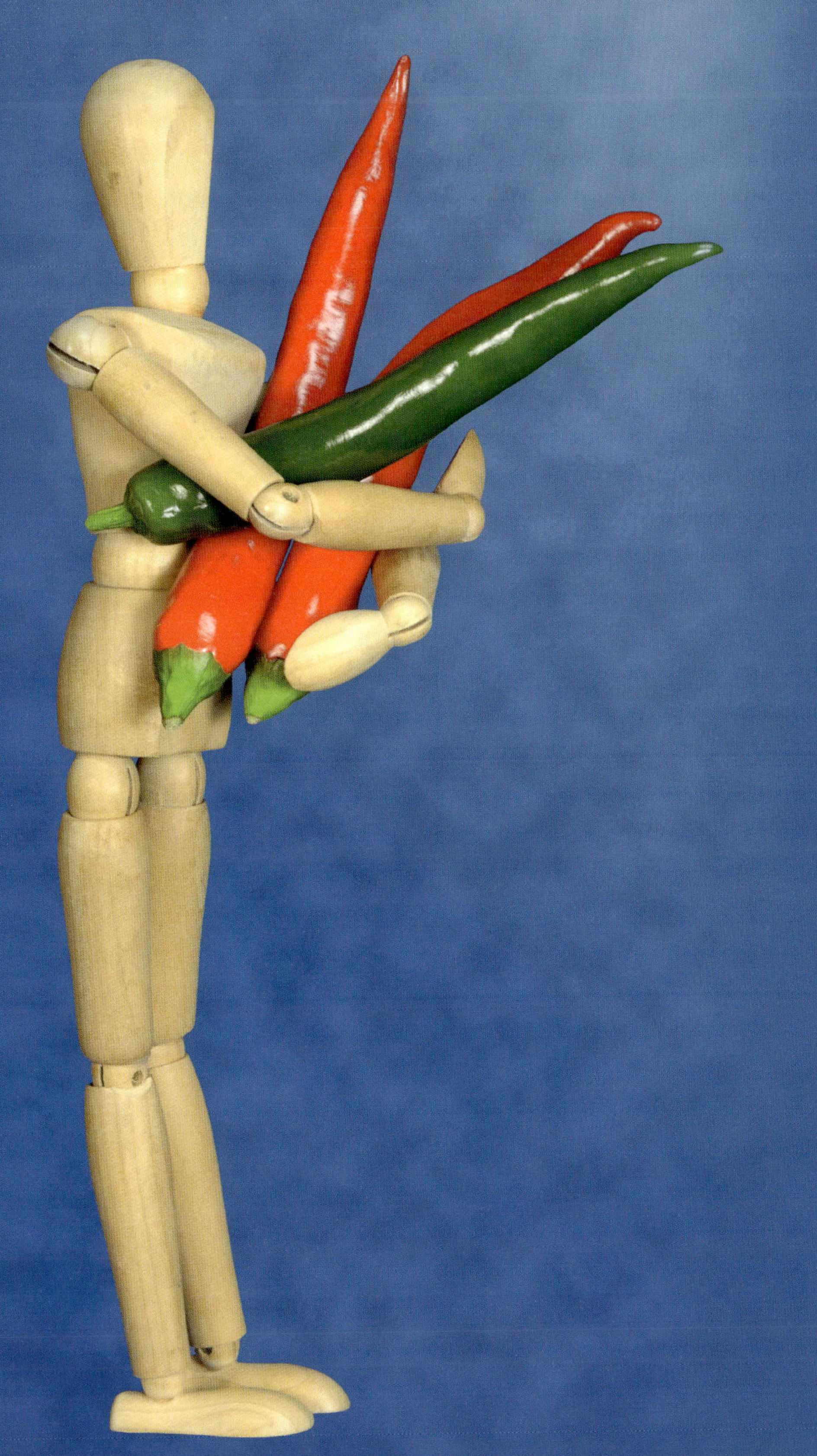

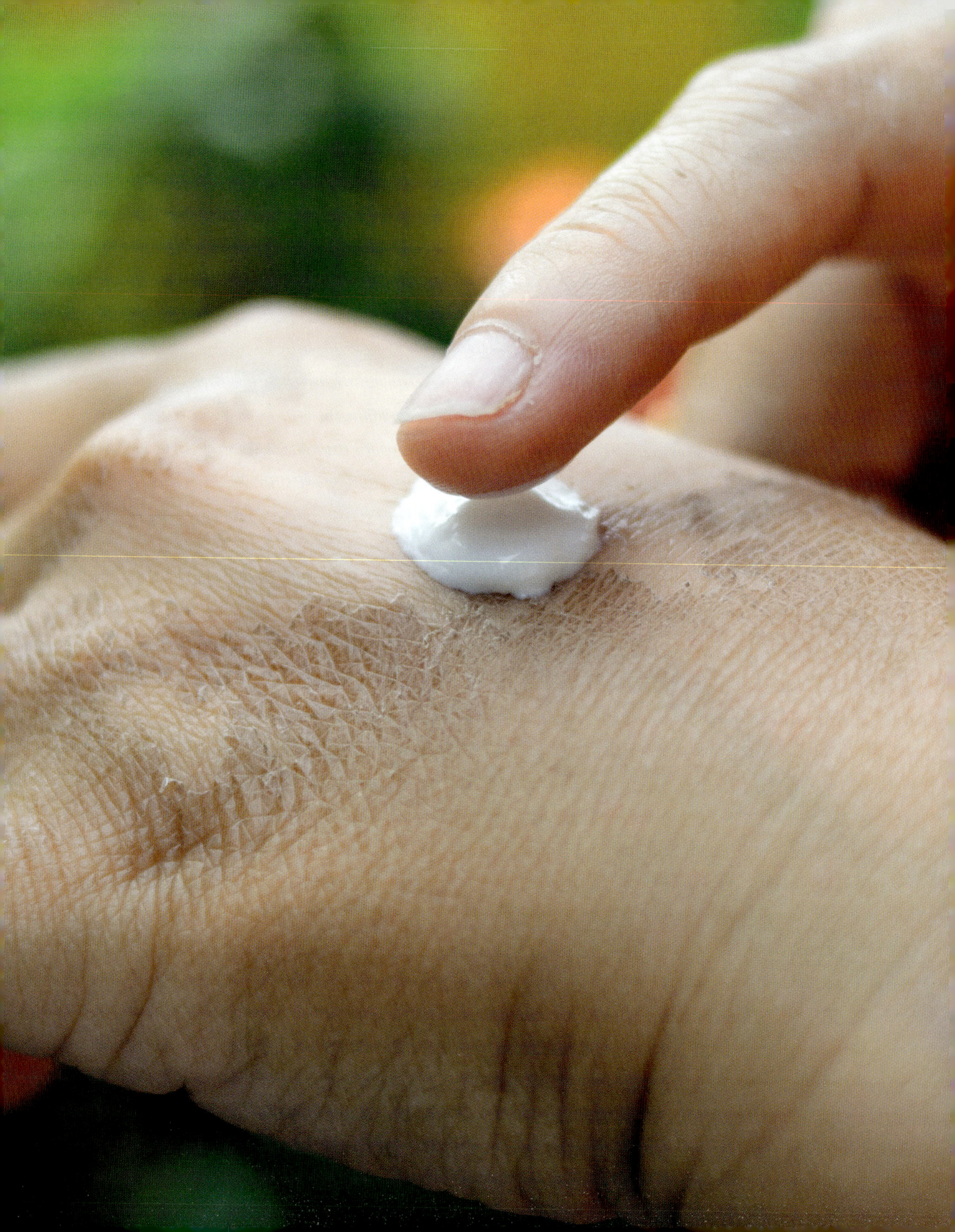

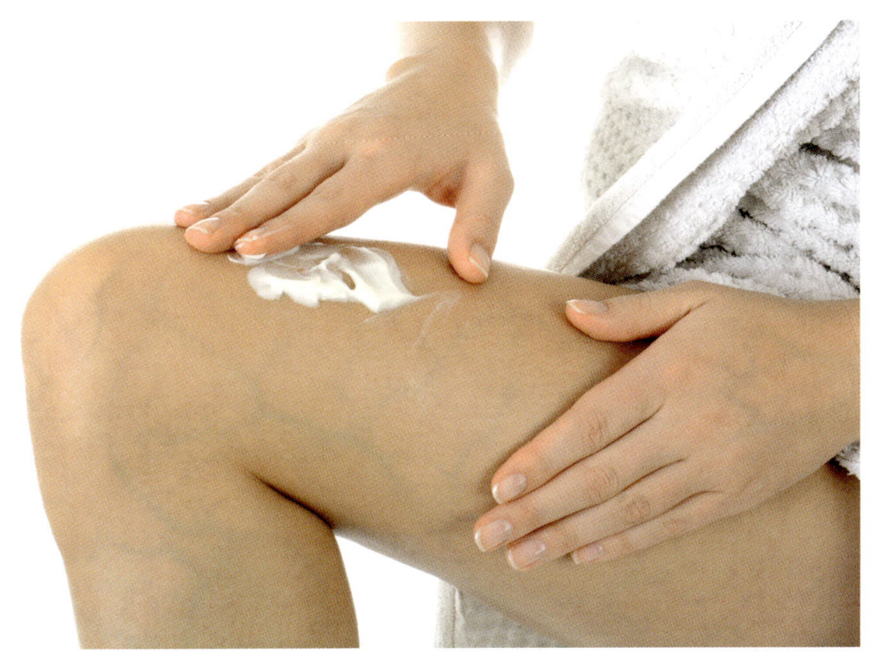

Dermatika - Behandlung von Hautirritationen

Creme gegen Juckreiz

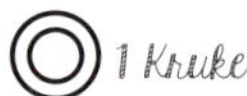

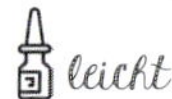

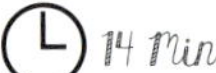

Zutaten

Utensilien:
Feinwaage,
1 Kruke à 100 ml

97 g Basiscreme DAC
3 g Thesit®

1. Als Erstes gibst du die abgewogene Basiscreme in den Mixtopf und verteilst das abgewogene Thesit® zwischen den Messerklingen. Verrühre nun die Mischung 6 Minuten/ Stufe 3, schiebe alles mit dem Spatel nach unten und wiederhole den Vorgang erneut.
2. Nun kannst du die Creme in eine Kruke abfüllen.

Haltbarkeit:

Die Creme ist 3–6 Monate haltbar. Warum 3–6 Monate? Leider kann es schon mal passieren, dass die Creme auseinanderbröckelt. Das liegt am Wassergehalt in der Basiscreme. Dies kommt in dieser Konzentration allerdings selten vor.

Wirkung:

Thesit® ist eine Substanz mit oberflächenbetäubender Wirkung und juckreizlindernder Wirkung. Bei Neurodermitis und Ekzemen wird es in 3–5 %er Konzentration verwendet.

➔EINSCHRÄNKUNG:

Äußerlich kommen Nebenwirkungen recht selten vor. Auch hier gilt: nicht Anwenden bei bekannter Überempfindlichkeit gegenüber den Inhaltsstoffen.

Eine äußerliche Anwendung ist in der Schwangerschaft und Stillzeit möglich, aber immer den behandelnden Arzt fragen.

Bei Kindern ist die Anwendung nach Rücksprache mit dem Arzt möglich!

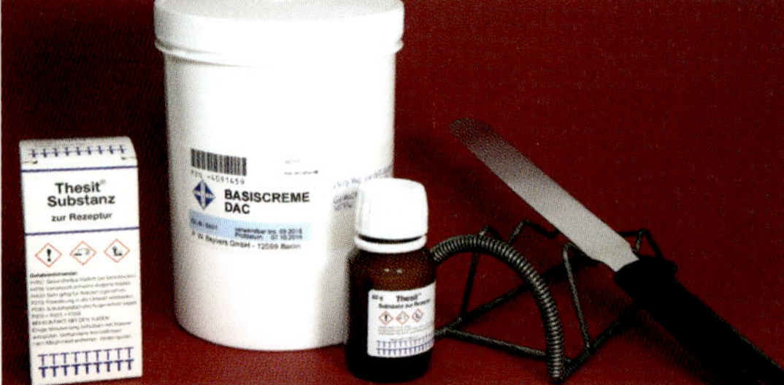

Zusammensetzung Basiscreme:

Glycerinmonostearat 60, mittelkettige Triglyzeride, Macrogol-20-Glycerolmonostearat, Cetylalkohol, Propylenglycol, weiße Vaseline, gereinigtes Wasser

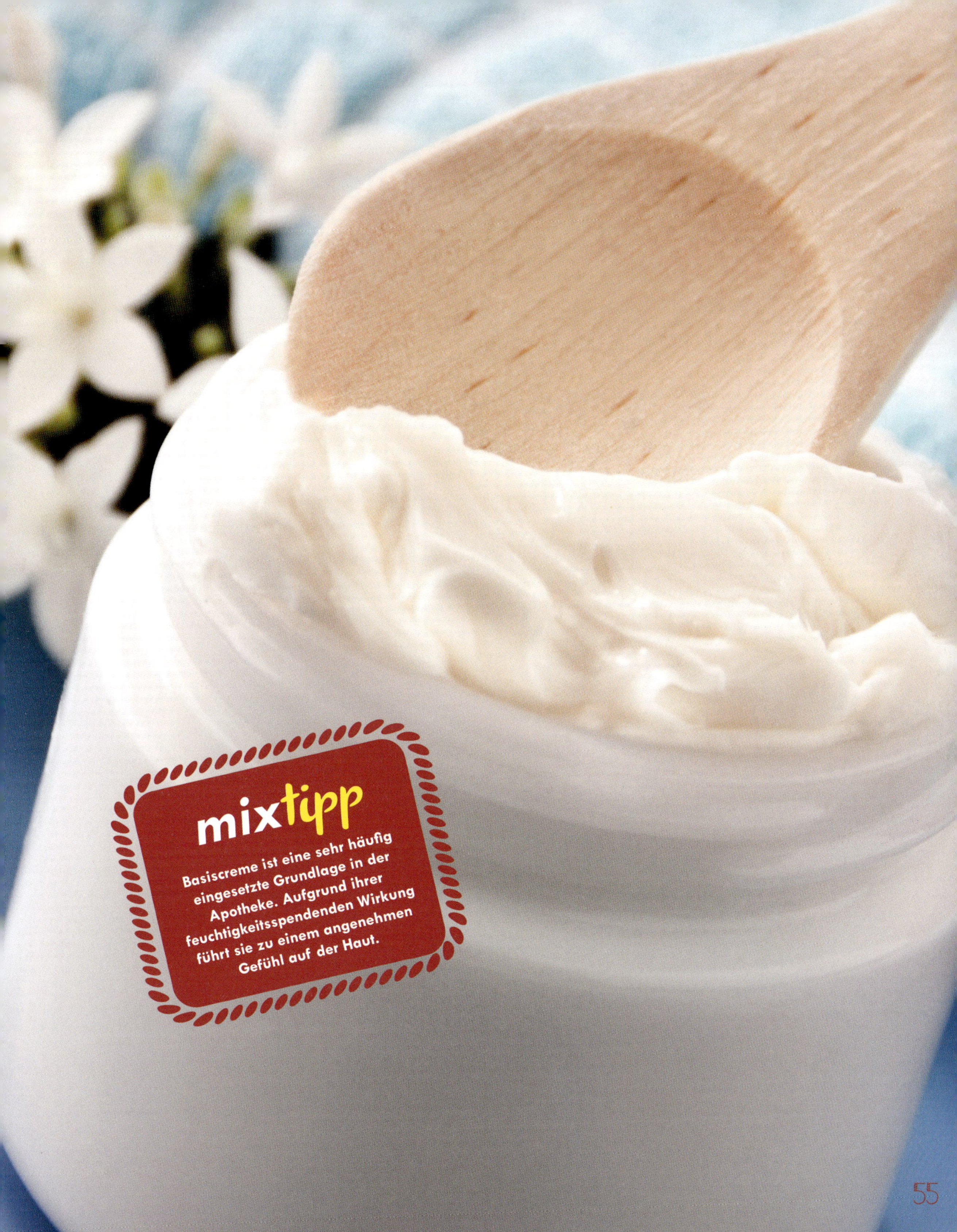
mixtipp
Basiscreme ist eine sehr häufig eingesetzte Grundlage in der Apotheke. Aufgrund ihrer feuchtigkeitsspendenden Wirkung führt sie zu einem angenehmen Gefühl auf der Haut.

Feuchtigkeitsspendende und preiswerte Lotion

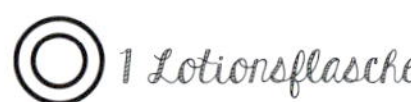

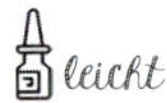

Zutaten

Utensilien:
1 Lotionsflasche à 200 ml, Trichter (optional)

20 g Harnstoff
180 g günstige Körperlotion (oder Babylotion)

1. Zunächst füllst du den Harnstoff und die Körperlotion in den Mixtopf und vermengst die Zutaten 15 Minuten/ Stufe 3. Der Harnstoff löst sich sehr gut in der Lotion auf und entwickelt während des Vorgangs eine Lösungskälte. Das kann man äußerlich am Mixtopf gut spüren.

2. Ist der Harnstoff vollständig gelöst, nimmt der Mixtopf wieder Zimmertemperatur an. Danach den Mixtopfrand mit dem Spatel säubern und den Vorgang erneut wiederholen.

3. Entnehme nun eine kleine Menge der Lotion und reibe sie zwischen den Fingern. Sie darf sich nicht mehr krümelig anfühlen. Ist dies der Fall, dann ist deine Lotion fertig und du kannst sie in eine leere Lotionsflasche füllen.

Haltbarkeit:

Die Lotion ist 4 Monate haltbar.

Dosierung:

Nach dem Duschen 1 x täglich auf die Haut auftragen.

Wirkung:

Harnstoff ist ein natürlicher Stoff, der in unserem Körper gebildet wird. Für kosmetische Zwecke wird er aber synthetisch hergestellt. Harnstoff bis 10% hat feuchtigkeitsbindende Eigenschaften. Ab 10% hat er einen erweichenden Effekt auf das Keratin der Haut. In hornhautreduzierenden Fußcremes ist 12–18%iger Harnstoff enthalten. Wenn Nägel aufgeweicht werden, sollte man 40%igen Harnstoff verwenden.

→EINSCHRÄNKUNG:

Obwohl Harnstoff allergikerfreundlich ist, kann es in seltenen Fällen zu Nebenwirkungen kommen. Es kann zu Hautreizungen wie Brennen, Rötungen, Jucken und Schuppungen kommen, vor allem bei akuten entzündlichen Hauterkrankungen.

Nicht für Kleinkinder geeignet. Schwangere und Stillende nur nach Rücksprache mit dem Arzt.

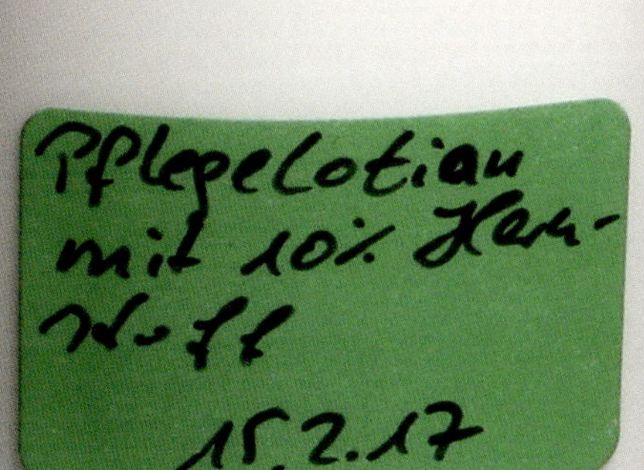
15.2.17

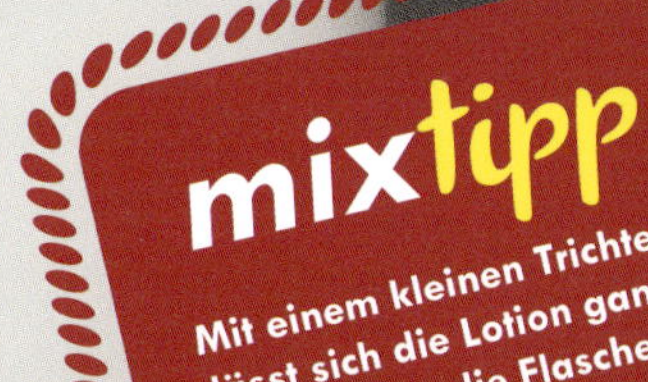
mixtipp
Mit einem kleinen Trichter lässt sich die Lotion ganz einfach in die Flasche abfüllen!

Entzündungshemmende Salbe

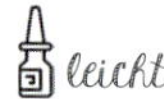

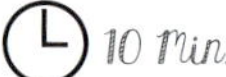

Zutaten

Utensilien:
1 Kruke à 100 ml

25 g Equisetum Arvense 10% Salbe
75 g Linola Fett-Creme®

1. Gib zunächst beide Salben in den Mixtopf und verrühre sie 3 Minuten/ Stufe 3 miteinander. Schiebe dann alles mit dem Spatel nach unten und wiederhole den Vorgang zweimal, bis eine homogene Salbe zu erkennen ist.
2. Schon kannst du deine Salbe in eine Kruke abfüllen.

Haltbarkeit:

In einer Kruke ist die Salbe 1 Jahr haltbar, wenn sie nicht zu warm aufbewahrt wird. Gelagert werden sollte sie bei Zimmertemperatur, allerdings nicht am Fenster.

Dosierung:

Kinder, Jugendliche und Erwachsene sollten die Salbe 3–5 x täglich auf die erkrankten Stellen auftragen.

Wirkung:

Equisetum Arvense-Salbe wird bei entzündlichen Erkrankungen der Haut angewendet. Sie ist auch bei Neurodermitis geeignet.

Linola Fett-Creme® fördert zudem den Regenerationsprozess der Haut und wirkt Entzündungen und Juckreiz entgegen.

➔EINSCHRÄNKUNG:

In der Schwangerschaft und Stillzeit nur nach Rücksprache mit dem Arzt verwenden.

Nicht anwenden, wenn eine Allergie auf einen der Inhaltsstoffe, wie z.B. Schachtelhalmkraut, Erdnuss oder Soja besteht. Nicht am Auge oder auf Schleimhäuten anwenden.

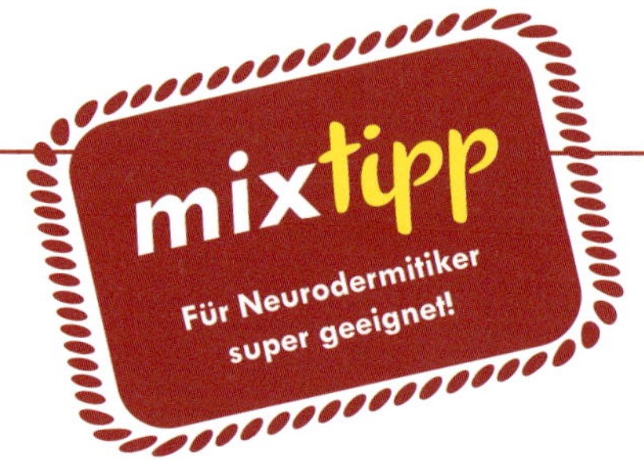

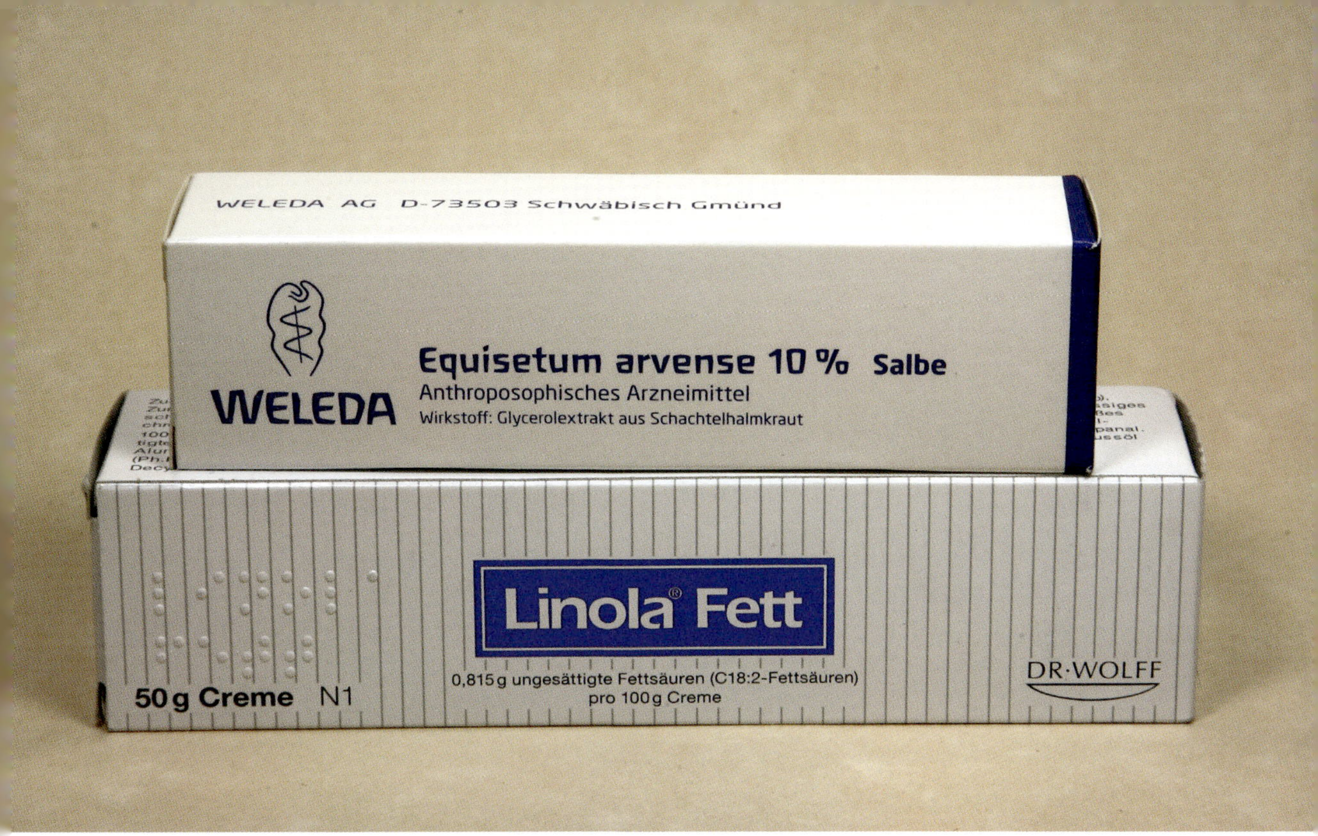
WELEDA AG D-73503 Schwäbisch Gmünd
WELEDA
Equisetum arvense 10 % Salbe
Anthroposophisches Arzneimittel
Wirkstoff: Glycerolextrakt aus Schachtelhalmkraut
Linola® Fett
50 g Creme N1
0,815 g ungesättigte Fettsäuren (C18:2-Fettsäuren)
pro 100 g Creme
DR·WOLFF

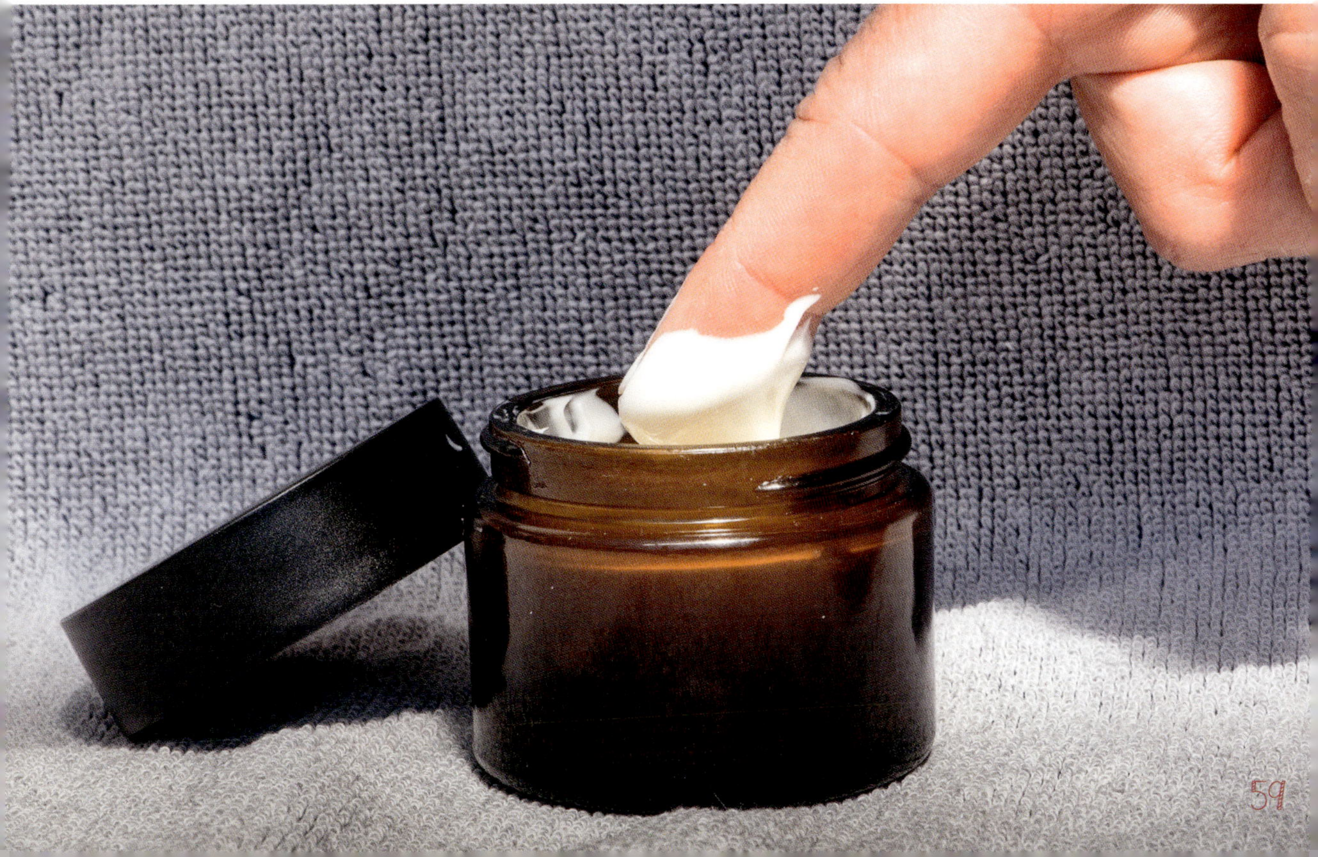

Feuchtigkeitsspendende Pflegecreme

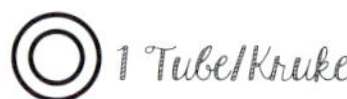

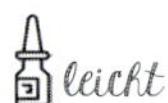

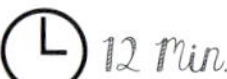

Zutaten

Utensilien:
1 Tube oder
Kruke à 200 ml

160 g Basiscreme DAC
20 g Glycerin
20 g natives Mandelöl

1. Zunächst gibst du die Basiscreme in den Mixtopf und verschließt diesen mit dem Deckel und dem Messbecher. Stelle die Einstellung des Thermomix® auf 5 Minuten/ Stufe 3 und lass das Glycerin und das Mandelöl auf die Deckelöffnung fließen. So tropfen die Flüssigkeiten langsam in den Mixtopf und vermischen sich mit der Basiscreme.
2. Säubere danach den Rand des Mixtopfs mit dem Spatel und wiederhole den Vorgang erneut, bis sich alle Komponenten vollständig miteinander vermengt haben. Anschließend kannst du die Creme in eine Tube oder Kruke füllen.

Zusammensetzung Basiscreme:
Glycerinmonostearat 60, mittelkettige Triglyzeride, Macrogol-20-Glycerolmonostearat, Cetylalkohol, Propylenglycol, weiße Vaseline, gereinigtes Wasser

Haltbarkeit:
Die Salbe ist in der Kruke oder Tube 1 Jahr haltbar. Durch das Propylenglykol in der Basiscreme ist die Salbe mikrobiell nicht anfällig. Beim Entnehmen aus der Kruke immer einen kleinen Spatel verwenden.

Wirkung:
Mandelöl ist reich an wertvollen Inhaltsstoffen und gut hautverträglich! Es beruhigt die Haut und begünstigt weder Pickel- noch Aknebildung.

Die wertvolle **Linolsäure** sorgt dafür, dass genügend Feuchtigkeit in der Haut verbleibt. Zudem wirkt es Reizungen der Haut entgegen. Langfristig soll die Widerstandsfähigkeit der Haut erhöht werden.

Glycerin erhöht die Elastizität der Haut und schützt vor dem Austrocknen. Dabei ist die Dosierung ganz wichtig. Nicht höher als 10 % gehen, sonst trocknet es die Haut aus.

→EINSCHRÄNKUNG:
Nicht anwenden, wenn eine Allergie auf diese Komponenten besteht.

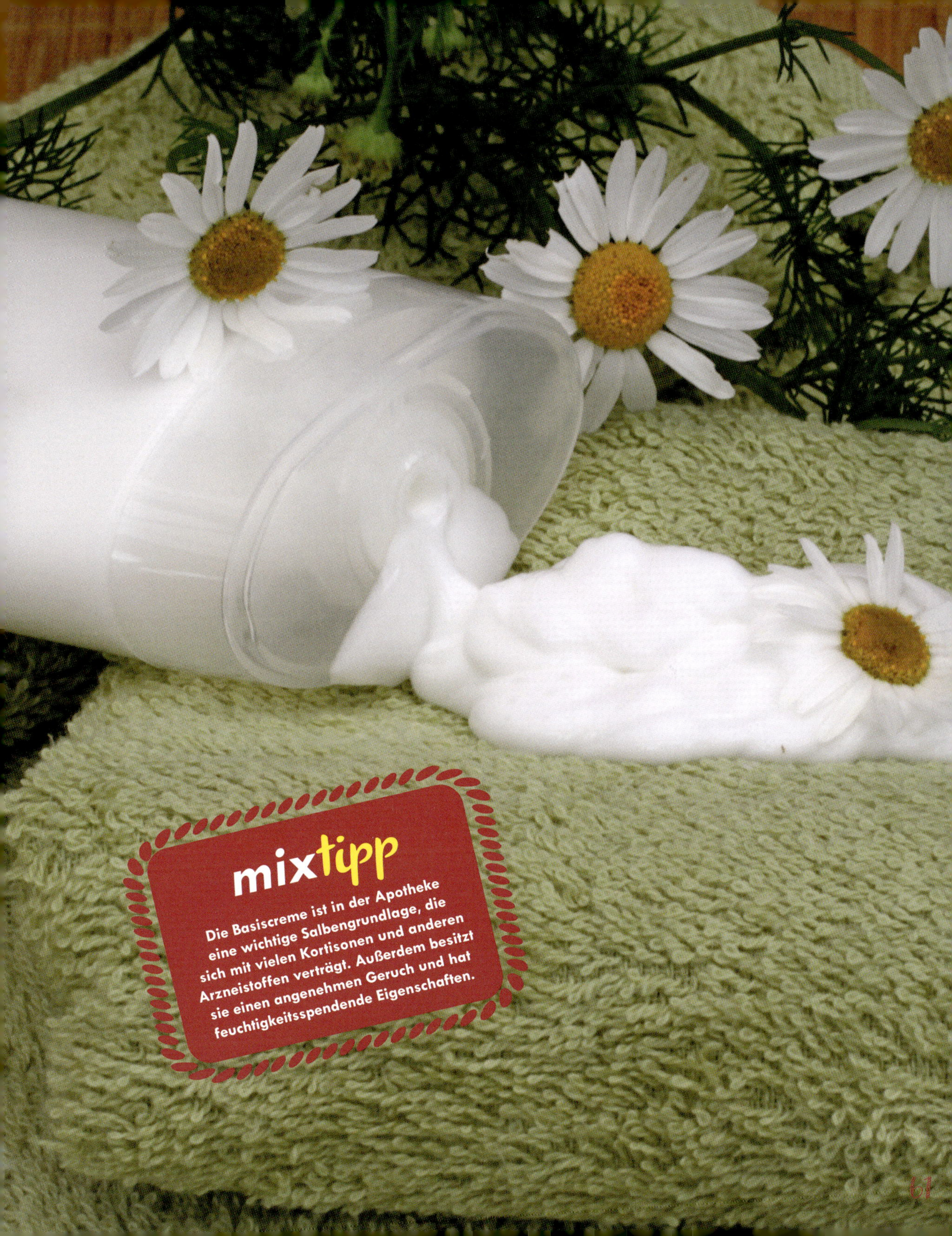

mixtipp

Die Basiscreme ist in der Apotheke eine wichtige Salbengrundlage, die sich mit vielen Kortisonen und anderen Arzneistoffen verträgt. Außerdem besitzt sie einen angenehmen Geruch und hat feuchtigkeitsspendende Eigenschaften.

Ichthyol®-Mischpaste
gegen Entzündungsprozesse

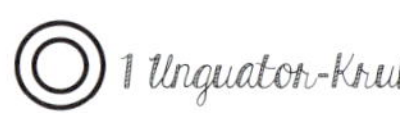

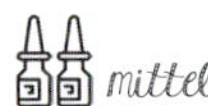

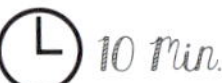

Zutaten

Utensilien:
Feinwaage, 1 Unguator-Kruke à 100 ml

2 g Ichthyol® (Ammoniumbituminosulfonat)
49 g Unguentum molle (weiche Salbe)
49 g Pasta Zinci mollis (weiche Zinkpaste)

1. Gib als Erstes die abgewogene weiche Salbe und die abgewogene weiche Zinkpaste in den Mixtopf. Füge dann das abgewogene schwarze Ichthyol® hinzu. Verteile es möglichst zwischen die Messer, damit es sich gut mit den anderen Zutaten vermischt.
2. Vermenge die Substanzen nun miteinander 3 Minuten/Stufe 2 und schiebe die Reste am Rand mit dem Spatel nach unten. Wiederhole anschließend die Einstellung noch zweimal, bis eine homogene graue Salbe entstanden ist. Es dürfen keine Schlieren zu sehen sein.
3. Nun kannst du die Paste in die Kruke abfüllen.

Zusammensetzung weiche Salbe:

Wollwachs, dickflüssiges Paraffin, Wasser, gelbe Vaseline

Zusammensetzung weiche Zinkpaste:

Zinkoxid, dickflüssiges Paraffin, weiße Vaseline, gebleichtes Wachs

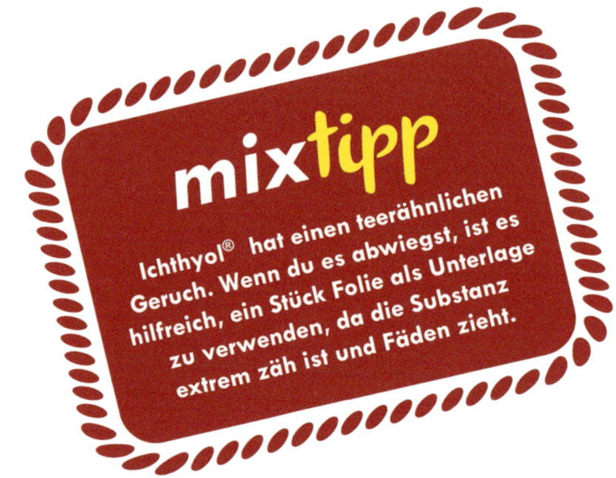

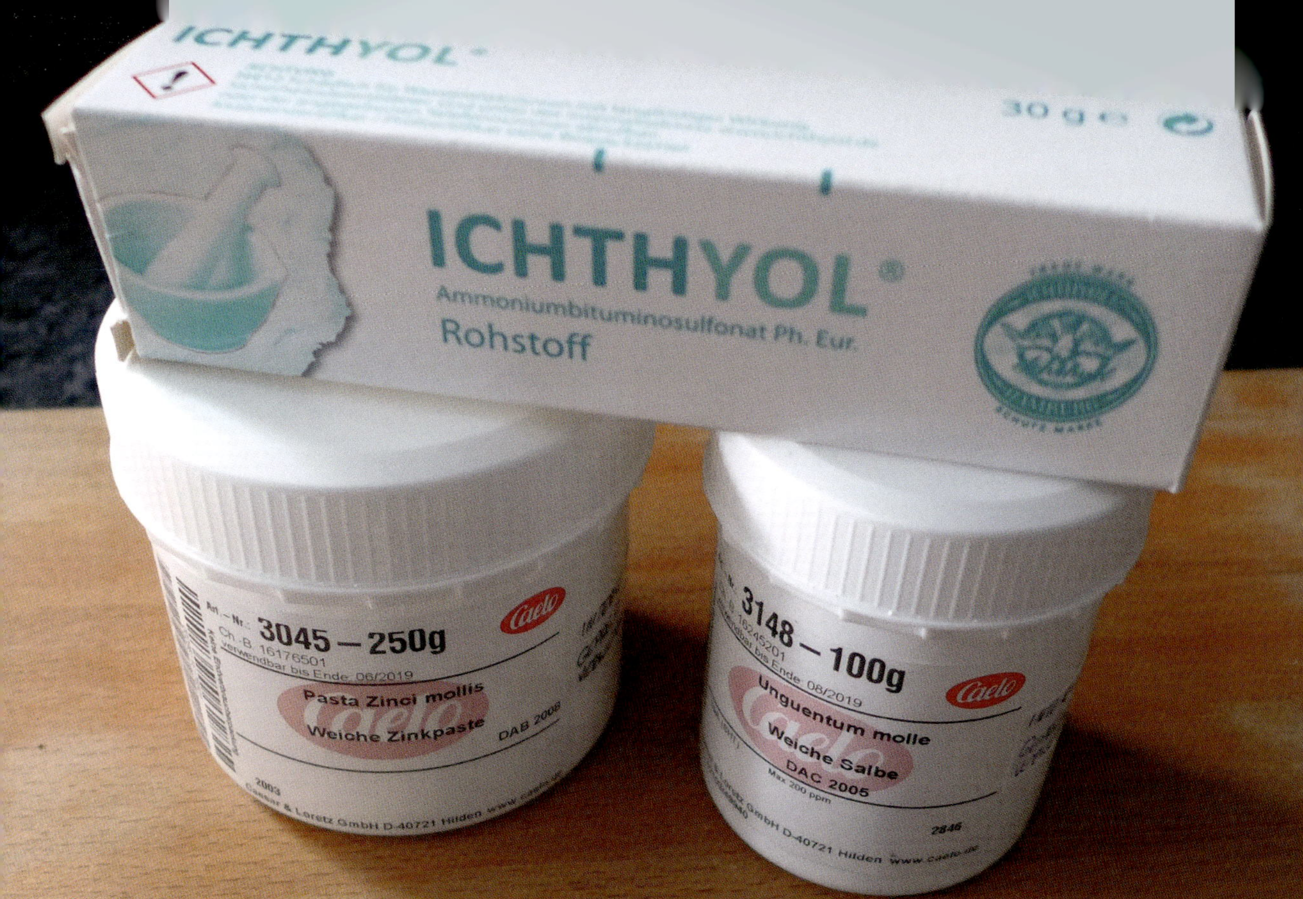

Haltbarkeit:

Kommt es nicht zur Entmischung aufgrund einer zu warmen Lagerung, ist die Salbe mindesten 6 Monate haltbar.

Dosierung:

Die Salbe wird 1 x täglich abends auf die betroffene Hautstelle aufgetragen.

Wirkung:

Ichthyol®, ein natürlicher Rohstoff, arbeitet gegen die Entzündung auf der Hautoberfläche. Durch die Reduzierung der Entzündung entsteht ein analgetischer (schmerzstillender) Effekt. In höheren Konzentrationen entsteht ein osmotisches Druckgefälle an der Hautoberfläche und somit kommt es zum Abtransport von Eiteransammlungen an der Hautoberfläche (Zugsalbe). Abszesse können schneller abheilen. Darüber hinaus werden bei Faser- und Gelenkentzündungen Schwellungen und Gelenkergüsse durch die Zugwirkung reduziert.

➔EINSCHRÄNKUNG:

In der Schwangerschaft und Stillzeit ab einer Konzentration von 20% verboten. Kinder unter 14 Jahren bis max. 10% Konzentration verwenden.

In seltenen Fällen kann es zur Rötung, Hautausschlag, Jucken und Brennen kommen.

Pflegende Hautcreme für Neurodermitiker

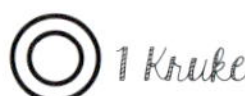 1 Kruke 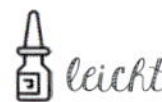 leicht 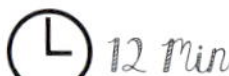 12 Min.

Zutaten

Utensilien:
1 Kruke à 200 ml

160 g wasserhaltige, hydrophile Salbe
20 g Olivenöl, kaltgepresst
10 g Mandelöl, kaltgepresst
10 g Borretschsamenöl

1. Als Erstes füllst du die Salbe in den Mixtopf und setzt Deckel und Messbecher auf. Stelle den Thermomix® auf 5 Minuten/ Stufe 3 und gieße nun nacheinander das Oliven-, das Mandel- und das Borretschsamenöl durch die Deckelöffnung in den Mixtopf hinein.

2. Dann säuberst du die Ränder des Mixtopfs mit dem Spatel und wiederholst die Einstellung. Nun kannst du die Hautcreme in eine Kruke abfüllen.

Haltbarkeit:

Die Hautcreme ist ca. ein Jahr haltbar. Die Haltbarkeit ist abhängig von der Haltbarkeit des Borretschsamenöls, das sehr leicht ranzig wird.

Wirkung:

Mandelöl enthält sehr viele gesättigte und ungesättigte Fettsäuren, die dem Fett in unserer Haut sehr ähnlich sind. Deshalb ist das Öl sehr gut hautverträglich und stärkt unsere Barrierefunktion. Aber auch die im Mandelöl enthaltenen Vitamine schützen uns vor freien Radikalen. Es beruhigt die Haut und begünstigt weder Pickel- noch Aknebildung.

Die wertvolle **Linolsäure** sorgt dafür, dass genügend Feuchtigkeit in der Haut verbleibt. Zudem wirkt es Reizungen der Haut entgegen. Langfristig soll die Widerstandsfähigkeit der Haut erhöht werden.

Olivenöl hat einen hohen Anteil an Vitamin E, das zum schnellen Abheilen der gereizten Haut führt.

Borretschsamenöl hat einen großen Anteil an Gamma-Linolensäure und eignet sich somit hervorragend zur Pflege bei neurodermitischer, entzündlicher und schuppiger Haut.

➔EINSCHRÄNKUNG:

Nicht anwenden, wenn eine bekannte Überempfindlichkeit gegenüber einem der Inhaltsstoffe besteht.

In der Schwangerschaft und Stillzeit nicht verwenden.

Bei Säuglingen nur nach Rücksprache mit dem Arzt.

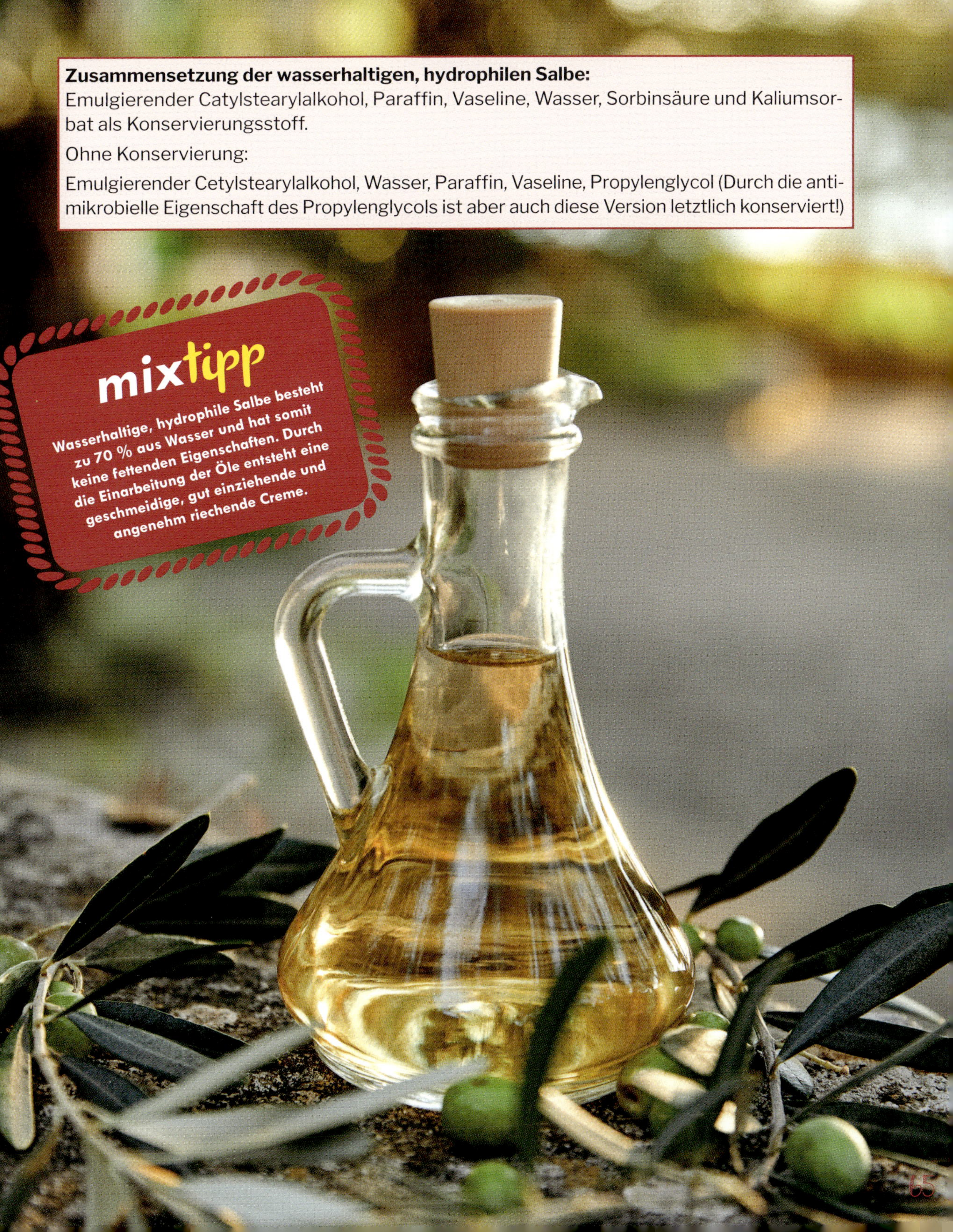

Zusammensetzung der wasserhaltigen, hydrophilen Salbe:
Emulgierender Catylstearylalkohol, Paraffin, Vaseline, Wasser, Sorbinsäure und Kaliumsorbat als Konservierungsstoff.

Ohne Konservierung:

Emulgierender Cetylstearylalkohol, Wasser, Paraffin, Vaseline, Propylenglycol (Durch die antimikrobielle Eigenschaft des Propylenglycols ist aber auch diese Version letztlich konserviert!)

mixtipp

Wasserhaltige, hydrophile Salbe besteht zu 70 % aus Wasser und hat somit keine fettenden Eigenschaften. Durch die Einarbeitung der Öle entsteht eine geschmeidige, gut einziehende und angenehm riechende Creme.

Regenerierende Hautemulsion

1 Flasche

leicht

25 Min.

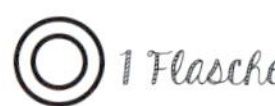

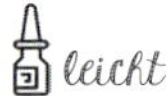

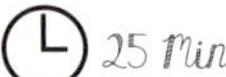

Zutaten

Utensilien:
Trichter,
1 Lotionflasche à 200 ml

20 g Harnstoff
10 g Dexpanthenol
170 g günstige Körperlotion (oder Babylotion)

1. Zunächst gibst du den Harnstoff, das Dexpanthenol und die Körperlotion in den Mixtopf. Verrühre die Komponenten 15 Minuten/ Stufe 3 miteinander. Der Harnstoff löst sich sehr gut in dem Balsam auf und entwickelt eine Lösungskälte. Dies kann man äußerlich am Mixtopf gut spüren. Ist der Harnstoff vollständig gelöst, nimmt der Mixtopf wieder Zimmertemperatur an.

2. Anschließend säuberst du die Ränder mit dem Spatel und schiebst alles nach unten. Verrühre die Emulsion erneut 5 Minuten/ Stufe 3.

3. Dann entnimmst du eine kleine Menge der Emulsion und verreibst sie zwischen den Fingern. Sie ist fertig, wenn sie sich weder krümelig noch klebrig anfühlt. Sollte dies doch der Fall sein, rühre die Mischung 3 Minuten/ Stufe 3 durch.

4. Abschließend kannst du deine Feuchtigkeitsemulsion mithilfe eines kleinen Trichters in eine leere Lotionsflasche abfüllen. Denke daran, die Flasche neu zu beschriften.

mixtipp
Schreibe das Abfülldatum auf die Lotionsflasche drauf, dann siehst du immer, wie lange die Haltbarkeit gewährleistet ist.

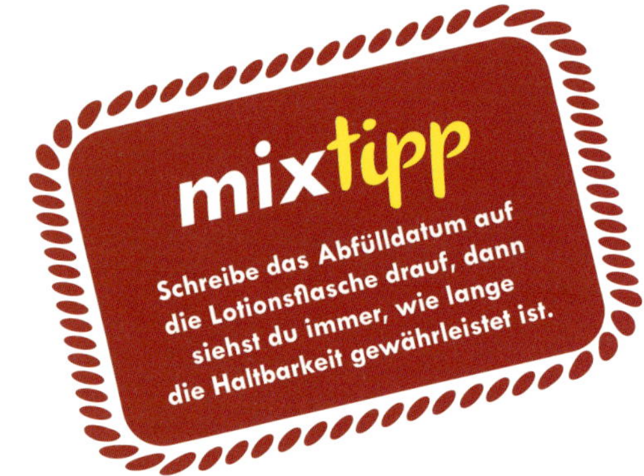

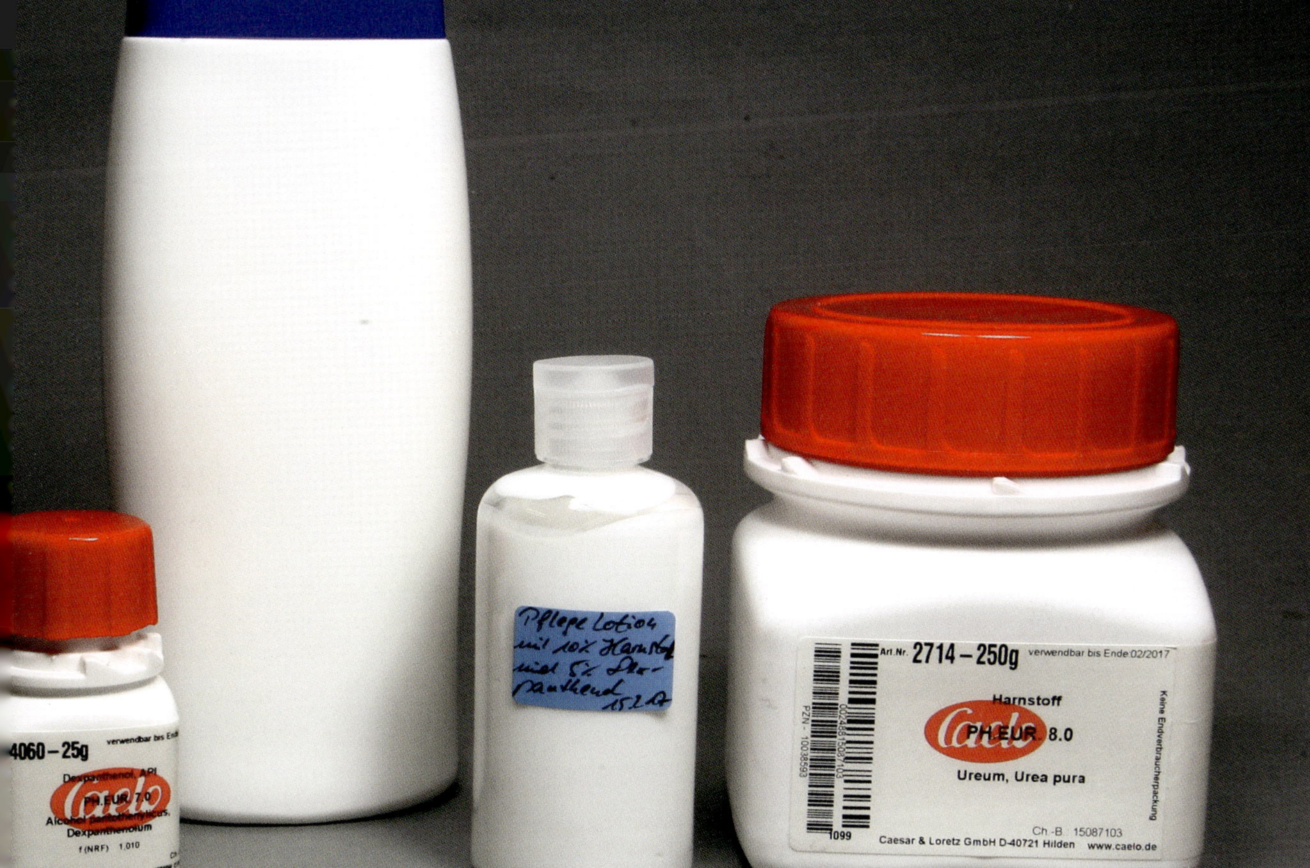

Haltbarkeit:

Die Emulsion ist 4 Monate haltbar.

Dosierung:

1 x täglich nach dem Duschen auf die Haut auftragen.

Wirkung:

Harnstoff ist ein natürlicher Stoff, der in unserem Körper gebildet wird. Für kosmetische Zwecke wird er aber synthetisch hergestellt. Harnstoff bis 10 % hat feuchtigkeitsbindende Eigenschaften. Ab 10 % hat er einen erweichenden Effekt auf das Keratin der Haut. In hornhautreduzierenden Fußcremes ist 12–18%iger Harnstoff enthalten. Wenn Nägel aufgeweicht werden, sollte man 40%igen Harnstoff verwenden.

Dexpanthenol erhöht das Feuchthaltevermögen der Haut sowie der Schleimhaut und hat somit pflegende Eigenschaften. Da es die Neubildung von Hautzellen unterstützt, fördert es somit die Regeneration.

➔EINSCHRÄNKUNG:

Obwohl Harnstoff allergikerfreundlich ist, kann es dennoch in seltenen Fällen zu Nebenwirkungen kommen. Es kann zu Hautreizungen wie Brennen, Rötungen, Jucken und Schuppungen kommen, vor allem bei akuten entzündlichen Hauterkrankungen.

Nicht für Kleinkinder geeignet. Schwangere und Stillende nur nach Rücksprache mit dem Arzt.

Salicylvaseline

2%, 5% und 10% gegen Verhornungen

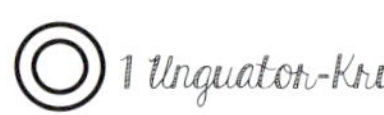

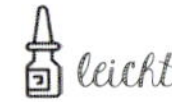

Zutaten

Utensilien:
Feinwaage,
1 Unguator-Kruke à 200 ml

Salicylsäure	4 g	10 g	20 g
Vaseline	196 g	190 g	180 g

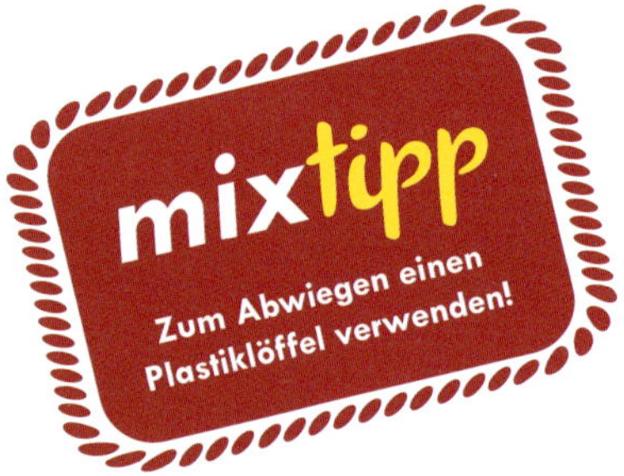

1. Als Erstes wiegst du die gewünschte Menge Salicylsäure – 4 g, 10 g oder 20 g – in den Mixtopf ein. Gib dann die dazugehörige Menge Vaseline dazu und verrühre die Zutaten 4 Minuten/ Stufe 3. Säubere den Rand mit dem Spatel und schiebe alles nach unten. Wiederhole nun die Einstellung noch zweimal, wobei du beim zweiten Vorgang von Stufe 4 auf 5 hochschaltest.

2. Zum Schluss muss eine homogene Salbe entstanden sein. Bist du dir nicht sicher, dann immer auf einem farbigen Papier überprüfen (siehe Tipps rund um die Herstellung). Nun kannst du deine Salbe in eine Unguator-Kruke abfüllen.

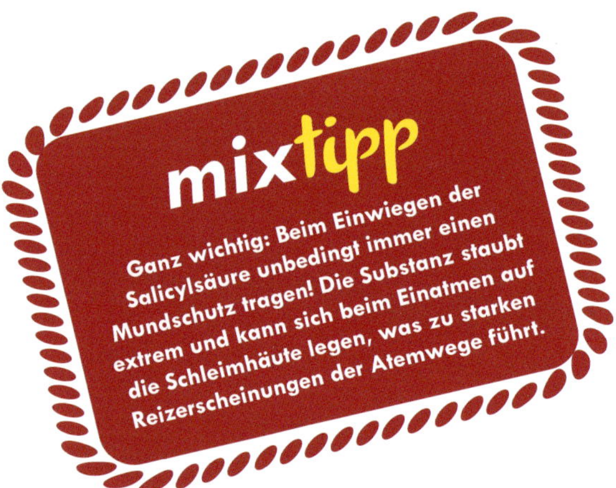

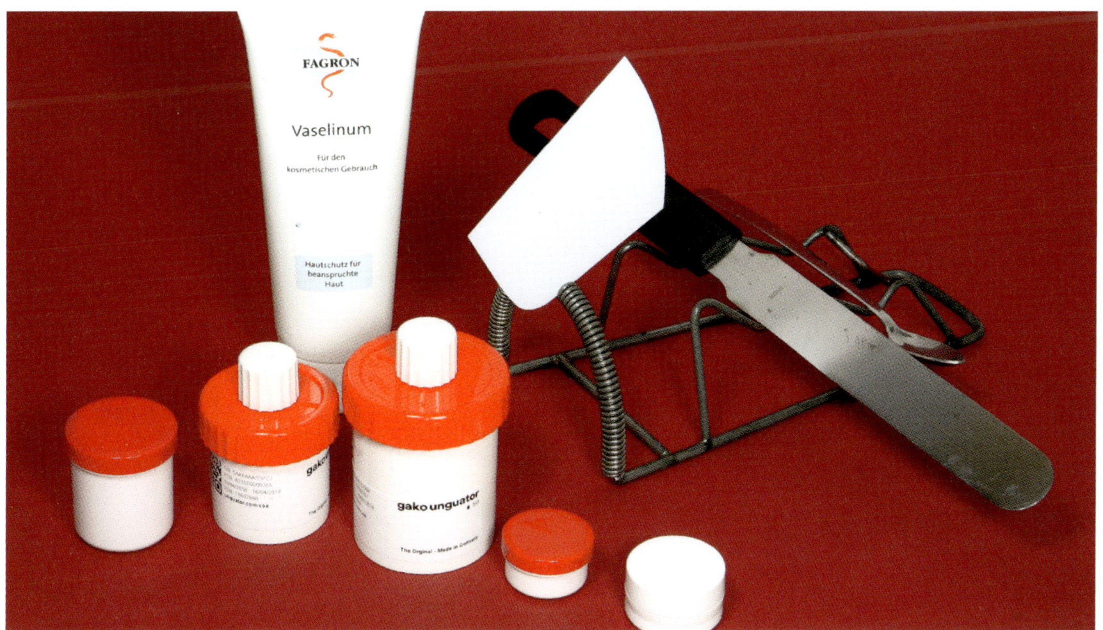

Haltbarkeit:

Die Salbe ist mindestens 1 Jahr haltbar.

Dosierung:

Die Salbe kann 1–2 x täglich aufgetragen werden. Die Behandlung sollte nicht länger als 1 Woche dauern. Da die Salicylsäure zu einem Teil über die Haut resorbiert wird, die 2%ige Salbe erst bei Kindern über 1 Jahr verwenden und dann max. 10 g/Tag. Oder anders gesagt max. 0,2 g Salicylsäure/Tag.

Bei Erwachsenen dürfen am Tag max. 2 g Salicylsäure verwendet werden.

Soll ein Hühnerauge entfernt werden, dann die Salbe nur auf die verhornte Haut auftragen und diese Stelle mit einem Pflaster abdecken. Nach zwei Tagen die betroffene Stelle 10 Minuten baden und die verhornte Haut lösen. Ist der Dorn in der Mitte noch drin, dann diesen Vorgang wiederholen. Ich würde zur Behandlung von Hühneraugen bei Erwachsenen immer die 10%ige Salbe verwenden. Sie ist wirksamer. Wer schonmal ein Hühnerauge hatte, weiß, wie schmerzhaft dieses kleine Ding sein kann.

Wirkung:

Salicylsäure ist einer der am längsten verwendeten Wirkstoffe. Sie wirkt hornhautablösend (keratolytisch) und eignet sich somit zur Behandlung von Verhornungsstörungen wie Schuppenflechte, Schwielen und Hühneraugen, aber auch von Akne wegen der antientzündlichen Wirkung.

➔EINSCHRÄNKUNG:

Nicht anwenden, wenn eine Überempfindlichkeit gegen die Inhaltstoffe besteht. Nicht in der Schwangerschaft und in der Stillzeit anwenden, nicht auf die Brustwarzen auftragen. Bei eingeschränkter Nierenfunktion nicht verwenden. Ekzeme und großflächige Entzündungen nicht damit behandeln. Nicht in Kontakt mit Schleimhäuten oder mit den Augen kommen lassen.

Nach dem Auftragen immer gut die Hände waschen, es sei denn, die Verhornung ist an den Händen. Nach dem Auftragen eignen sich zum Abdecken der Hände Baumwollhandschuhe.

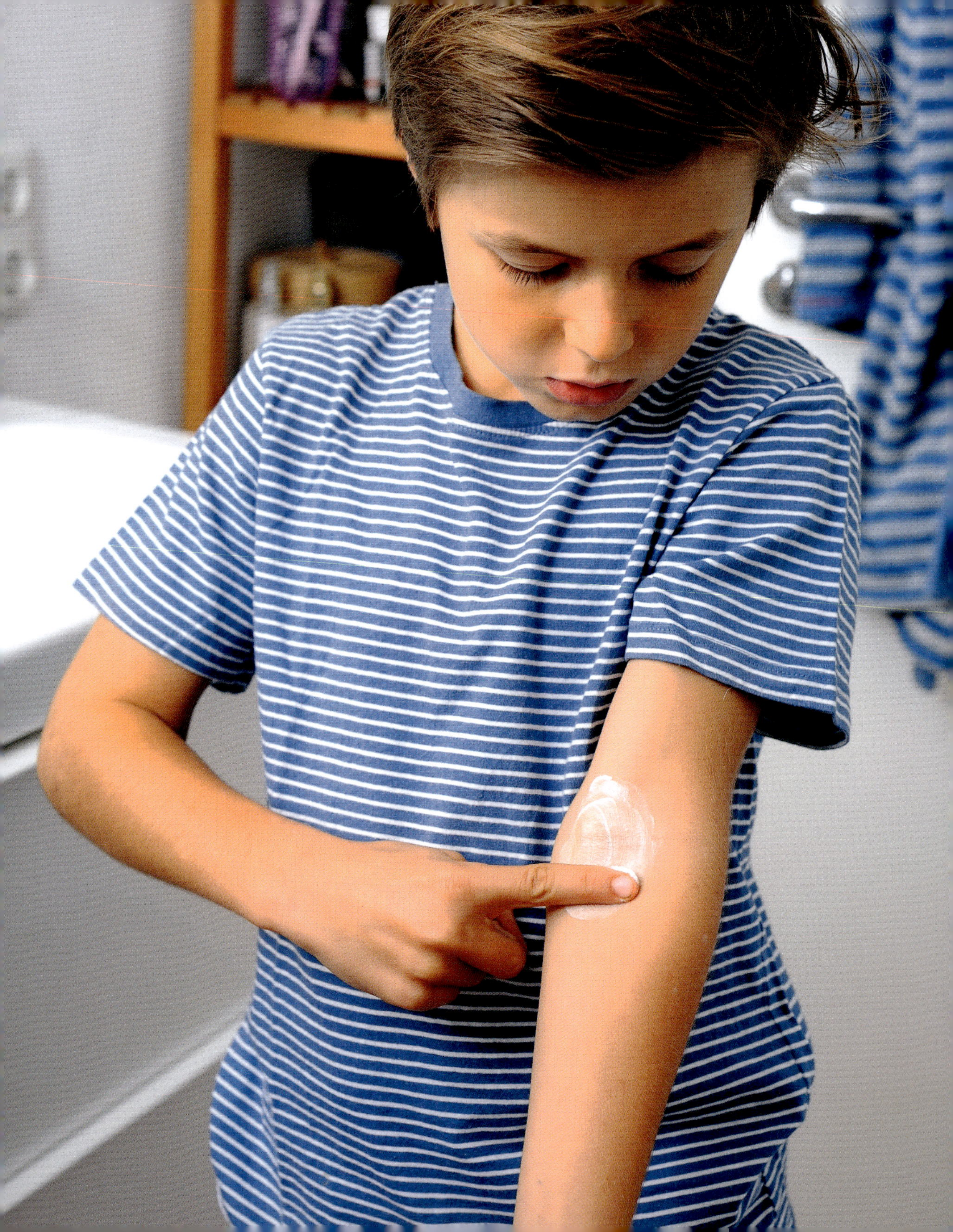

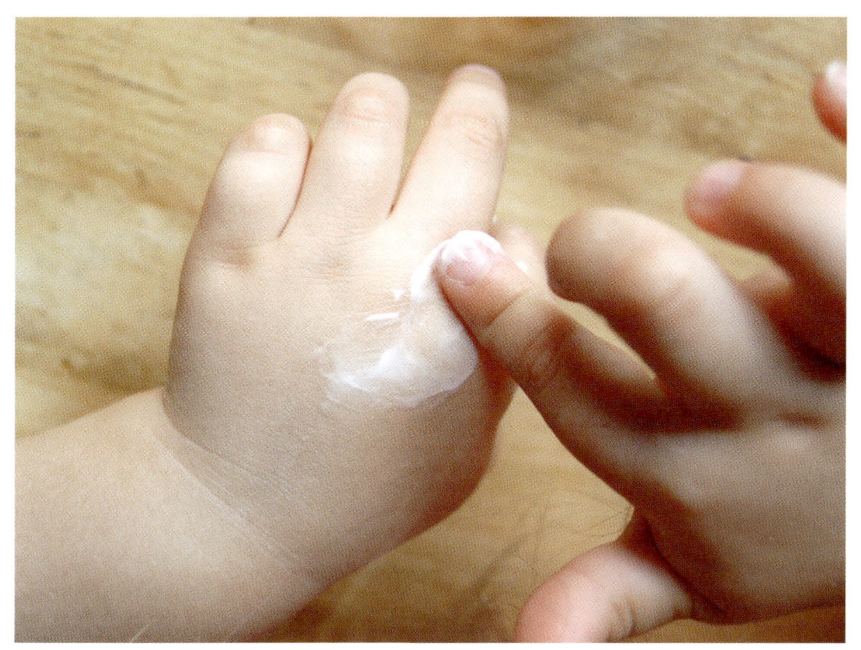

Für unsere Kleinsten

Bauchwehcreme gegen Blähungen

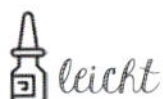

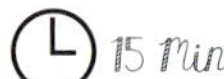

Zutaten

Utensilien:
1 Kruke à 100 ml

100 g weiße Vaseline
40 Tropfen Kümmelöl

1. Als Erstes gibst du die Vaseline in den Mixtopf und stellst den Thermomix® auf 5 Minuten/ Stufe 2. Kurz nachdem du die Einstellung gestartet hast, fügst du nach und nach das Kümmelöl durch die Deckelöffnung hinzu. Schiebe anschließend alles mit dem Spatel nach unten und verrühre die Creme erneut 5 Minuten/ Stufe 3.
2. Anschließend kannst du die Creme in eine Kruke abfüllen.

Haltbarkeit:

Bei Raumtemperatur hält sich die Creme 6 Monate. Allerdings sollte man die Kruke nach der Entnahme schnell wieder schließen, denn ätherische Öle sind leicht flüchtig.

Dosierung:

Die Salbe wird angewendet zur Besserung des Befindens bei Säuglingen und Kleinkindern, die Blähungen haben. Die Salbe wird auf den Bauch aufgetragen und dann kreisförmig einmassiert.
Bei Säuglingen nimmt man ca. 1 cm Salbenstrang 1–2 x täglich. Und bei Kleinkindern 2 cm 1–2 x täglich. Kinder ab 6 Jahre und Erwachsene können ca. 3 cm Salbenstrang 1–2 x täglich verwenden.

➔EINSCHRÄNKUNG:

Nicht in der Schwangerschaft anwenden, nur nach Rücksprache mit dem Arzt. Und natürlich auch nicht bei bekannter Überempfindlichkeit gegen die Inhaltsstoffe.

Nicht in Kontakt kommen mit den Augen, Schleimhäuten oder offenen Hautstellen. Falls nach drei Tagen keine Besserung eintritt, immer den Arzt aufsuchen.

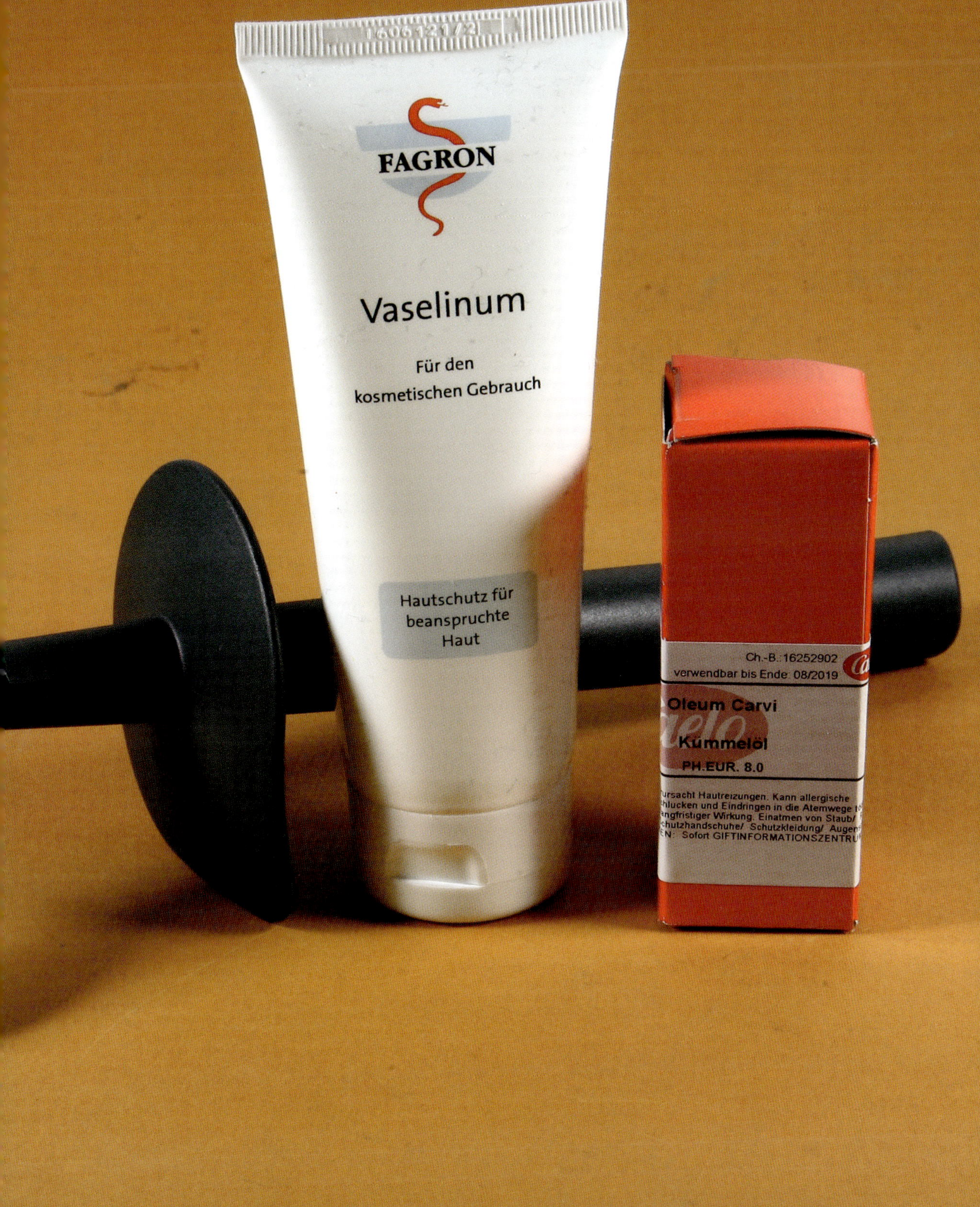
FAGRON
Vaselinum
Für den
kosmetischen Gebrauch
Hautschutz für
beanspruchte
Haut
Ch.-B.:16252902
verwendbar bis Ende: 08/2019
Oleum Carvi
Kümmelöl
PH.EUR. 8.0

Massageöl für Babys gegen Blähungen

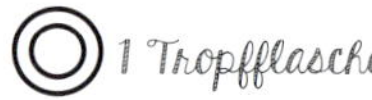

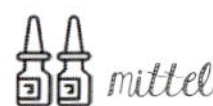

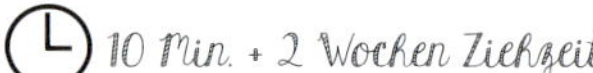

Zutaten

Utensilien:
Haarsieb,
1 Tropfflasche à 100 ml

1 EL Anissamen
1 EL Kümmelsamen
1 EL Fenchelsamen
100 g Mandelöl

1. Als Erstes gibst du Anis-, Kümmel- und Fenchelsamen in den Mixtopf und zerkleinerst sie 3 Sekunden/ Stufe 10. Fülle die Gewürze in ein sauberes Schraubglas um und verschließe es sofort, damit die ätherischen Öle nicht entweichen können.

2. Gieße nun das Mandelöl in den Mixtopf und erwärme es 5 Minuten/ 30°C/ Stufe 2. Gib es anschließend über die Gewürze. Schließe das Gefäß und lass die Mischung ca. 2 Wochen durchziehen.

3. Nach dieser Zeit gießt du den Sud durch ein Haarsieb und fängst das aromatisierte Öl auf. Fülle es dann in kleinen Gefäßen (am besten entweder Tropfflaschen oder Flaschen mit Ausgießer) ab.

Haltbarkeit:

Das Öl ist 1 Jahr haltbar. Nach der Entnahme sofort wieder verschließen, damit die ätherischen Öle nicht entweichen.

Dosierung:

Das Öl wird nach Anweisung der Hebamme zur Bauchmassage verwendet.

Wirkung:

Anis, **Fenchel** und **Kümmel** wirken gegen Blähungen.

Das **Mandelöl** ist gut hautverträglich und pflegt die Haut.

→EINSCHRÄNKUNG:

Dieses Öl ist gut hautverträglich und somit schon ab der 1. Woche nach der Geburt zu verwenden.

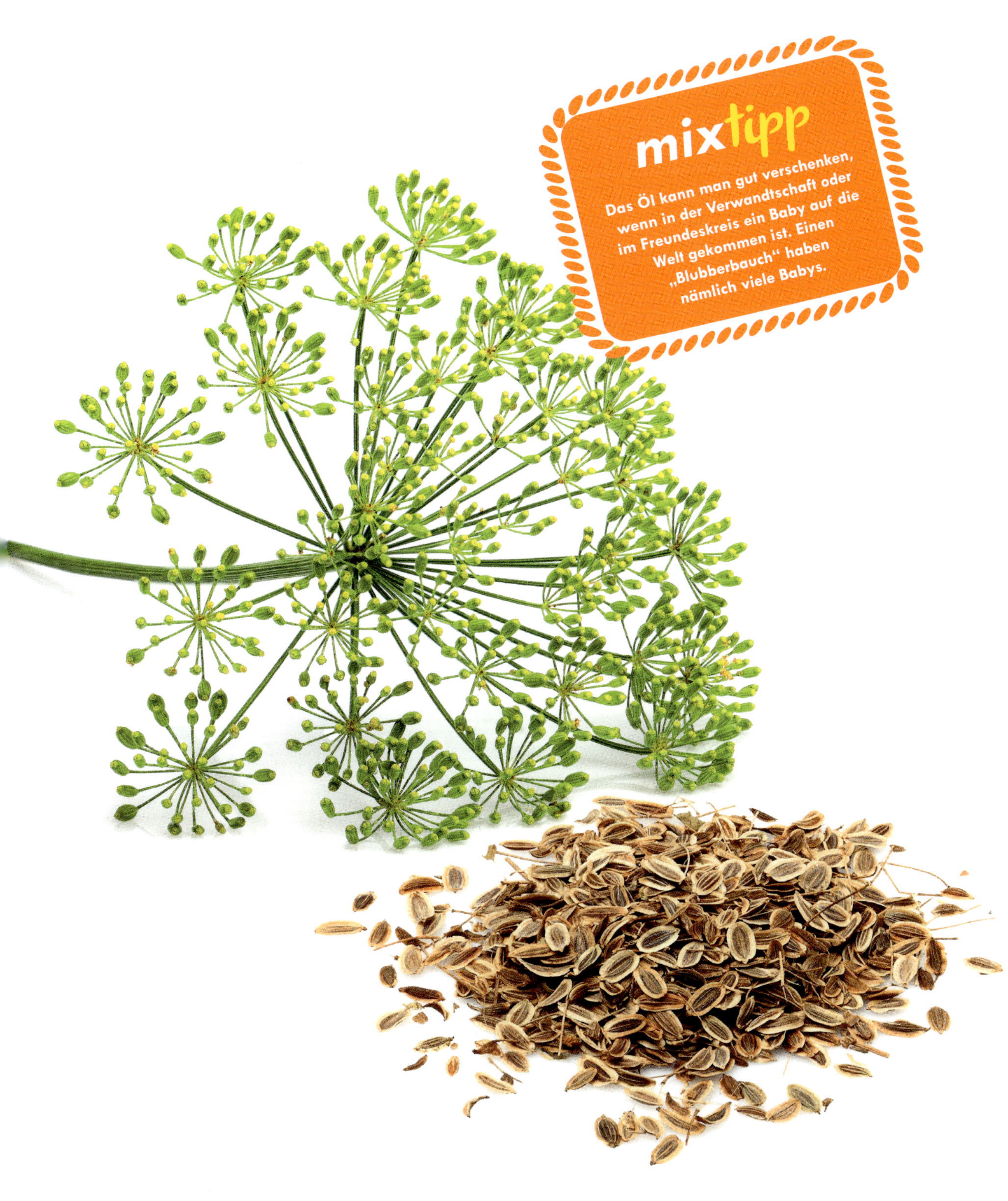

mixtipp

Das Öl kann man gut verschenken, wenn in der Verwandtschaft oder im Freundeskreis ein Baby auf die Welt gekommen ist. Einen „Blubberbauch“ haben nämlich viele Babys.

Pflegesalbe gegen Neurodermitis

1 Kruke

mittel

30 Min.

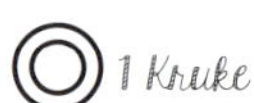

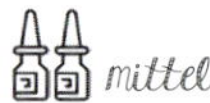

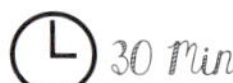

Zutaten

Utensilien:
1 Kruke à 100 ml

15 g Bienenwachs
10 g Hartparaffin
60 g Mandelöl
15 g Equisetum arvense Extrakt RH (Weleda) (Ackerschachtelhalm)

1. Als Erstes gibst du das Bienenwachs und das Hartparaffin in den Mixtopf und schmilzt die Zutaten 15 Minuten/ 90°C/ Stufe 2.

2. Setze nun die Einstellung des Thermomix® auf 6 Minuten/ Stufe 2 und träufle das Mandelöl langsam in den Mixtopf hinein. Dieser Vorgang muss wirklich langsam geschehen, andernfalls klumpt die Masse.

3. Anschließend säuberst du den Mixtopfrand mithilfe des Spatels und vermischst den Inhalt auf Stufe 2, bis die Salbe trüb und fest wird.

4. Schiebe danach wieder die Salbe mit dem Spatel nach unten und füge nun tropfenweise das Equisetum arvense Extrakt RH 5 Minuten/ Stufe 3 in den Mixtopf hinein. Alles nach unten schieben und den Vorgang wiederholen. Die Salbe muss homogen sein, sonst lässt sie sich nicht gut auf der Haut verteilen. Ist die Salbe fertig, füllst du sie in eine Kruke ab.

mixtipp
Neurodermitis (Atopisches Exzem) ist eine Hautentzündung, die in Schüben auftritt. Sie wird begleitet von quälendem Juckreiz und trockener Haut.

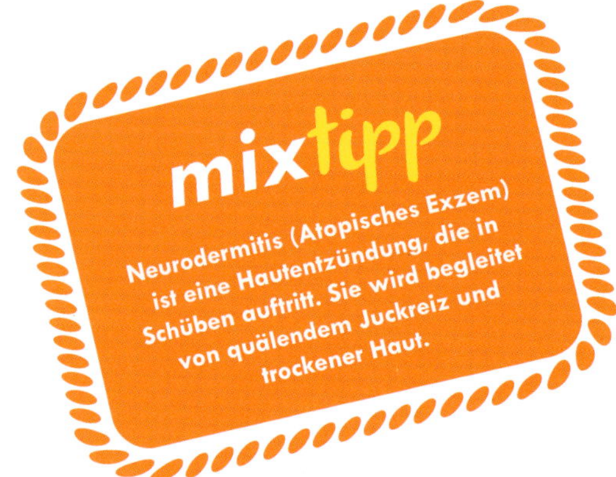

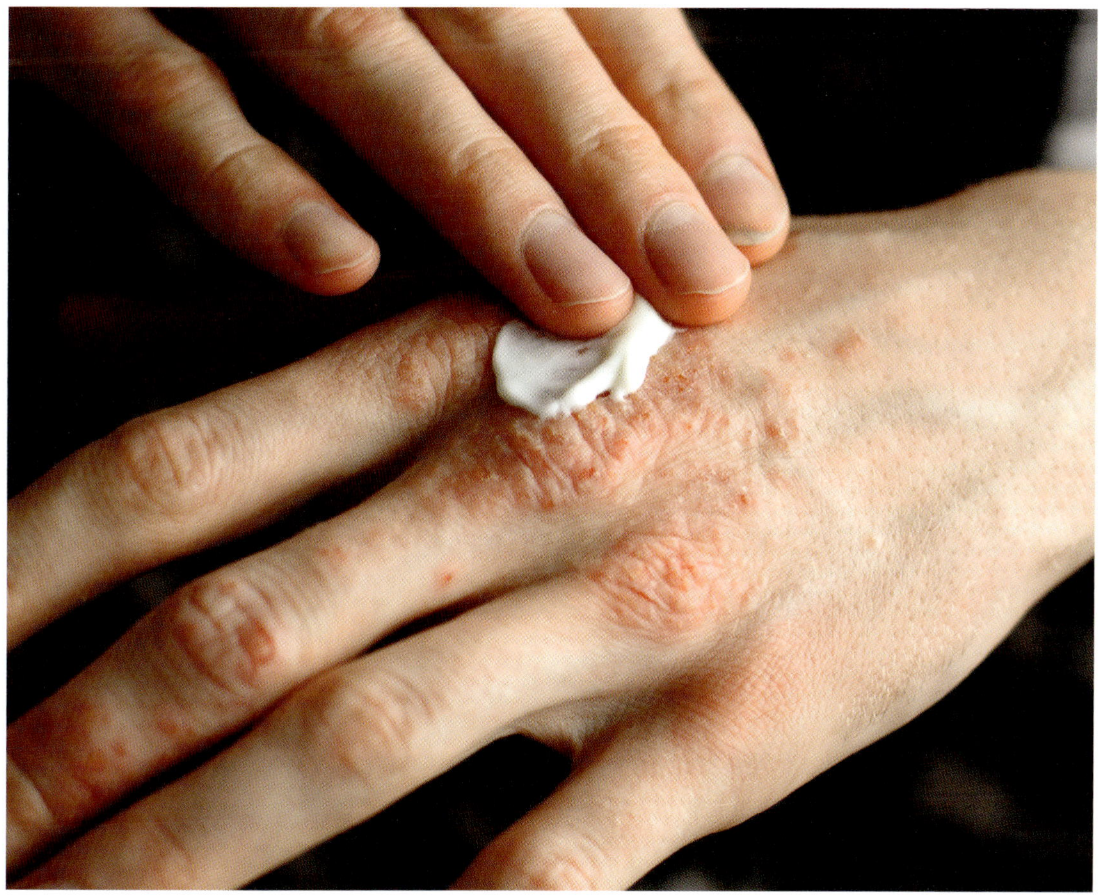

Haltbarkeit:

Die Haltbarkeit beträgt bei Zimmertemperatur 6 Monate.

Dosierung:

Die Salbe eignet sich zur Anwendung gegen Neurodermitis bei Kindern ab 1 Jahr, aber natürlich auch bei Erwachsenen. Sie kann 1–2 x täglich auf die betroffenen Hautstellen aufgetragen werden.

Wirkung:

Equisetum Arvense wirkt auf die Haut kräftigend und regenerierend.

Mandelöl ist reich an wertvollen Inhaltsstoffen und gut hautverträglich! Es beruhigt die Haut und begünstigt weder Pickel- noch Aknebildung.

Die wertvolle **Linolsäure** sorgt dafür, dass genügend Feuchtigkeit in der Haut verbleibt und wirkt Reizungen der Haut entgegen. Langfristig soll die Widerstandsfähigkeit der Haut erhöht werden.

→EINSCHRÄNKUNG:

In der Schwangerschaft und Stillzeit nur nach Rücksprache mit dem Arzt verwenden.

Nicht anwenden, wenn eine bekannte Allergie gegen einen der Inhaltsstoffe besteht.

Regenerierende Salbe

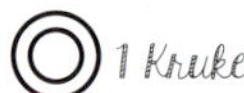

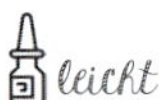

Zutaten

Utensilien:
Feinwaage,
1 Kruke à 100 ml

2 g Allantoin
10 g Propylenglycol
5 g Borretschsamenöl
83 g weiße Vaseline

1. Zunächst gibst du das abgewogene Allantoin mit dem Propylenglycol und dem Borretschsamenöl in den Mixtopf. Erwärme die Mischung 15 Minuten/ 60°C/ Stufe 1, bis sich das Allantoin vollständig aufgelöst hat und keine weißen Partikel mehr zu sehen sind. Eine klare Flüssigkeit muss entstanden sein. Eventuell musst du den Vorgang wiederholen.
2. Nun gibst du die abgewogene weiße Vaseline in den Mixtopf und verrührst sie mit den anderen Zutaten 5 Minuten/ Stufe 2 ohne Messbecher. Schiebe alles mit dem Spatel nach unten und wiederhole den Vorgang so oft, bis eine gleichmäßige Salbe entstanden ist. Meist genügen 2 Wiederholungen, rechne also 10 Minuten ein.
3. Fülle die Salbe nun in eine Kruke ab.

Haltbarkeit:

In der Unguator-Kruke ist die Salbe 6 Monate, in der Kruke 3 Monate haltbar.

Dosierung:

Die Salbe kann 2 x täglich auf die betroffene Hautstelle aufgetragen werden.

Wirkung:

Borretschsamenöl hat einen großen Anteil an Gamma-Linolensäure und eignet sich somit hervorragend zur Pflege bei neurodermitischer, entzündlicher und schuppiger Haut.

Allantoin beschleunigt den Zellaufbau, die Zellbildung und beruhigt so die Haut.

Propylenglycol ist ein mehrwertiger Alkohol und hat in niedrigen Konzentrationen die Eigenschaft, Wasser zu binden. Es lagert sich in den Hautzellen an, sodass das Wasser nicht mehr entweichen kann. In hohen Konzentrationen ab 30 % würde es nicht mehr in die Zellen eindringen, sondern den Zellen von außen das Wasser entziehen.

Vaseline als Grundlage dient zum Hautschutz.

→EINSCHRÄNKUNG:

Die Salbe ist sehr gut verträglich, aber auch hier gibt es natürlich Ausnahmen. Die Salbe ist für Säuglinge geeignet!

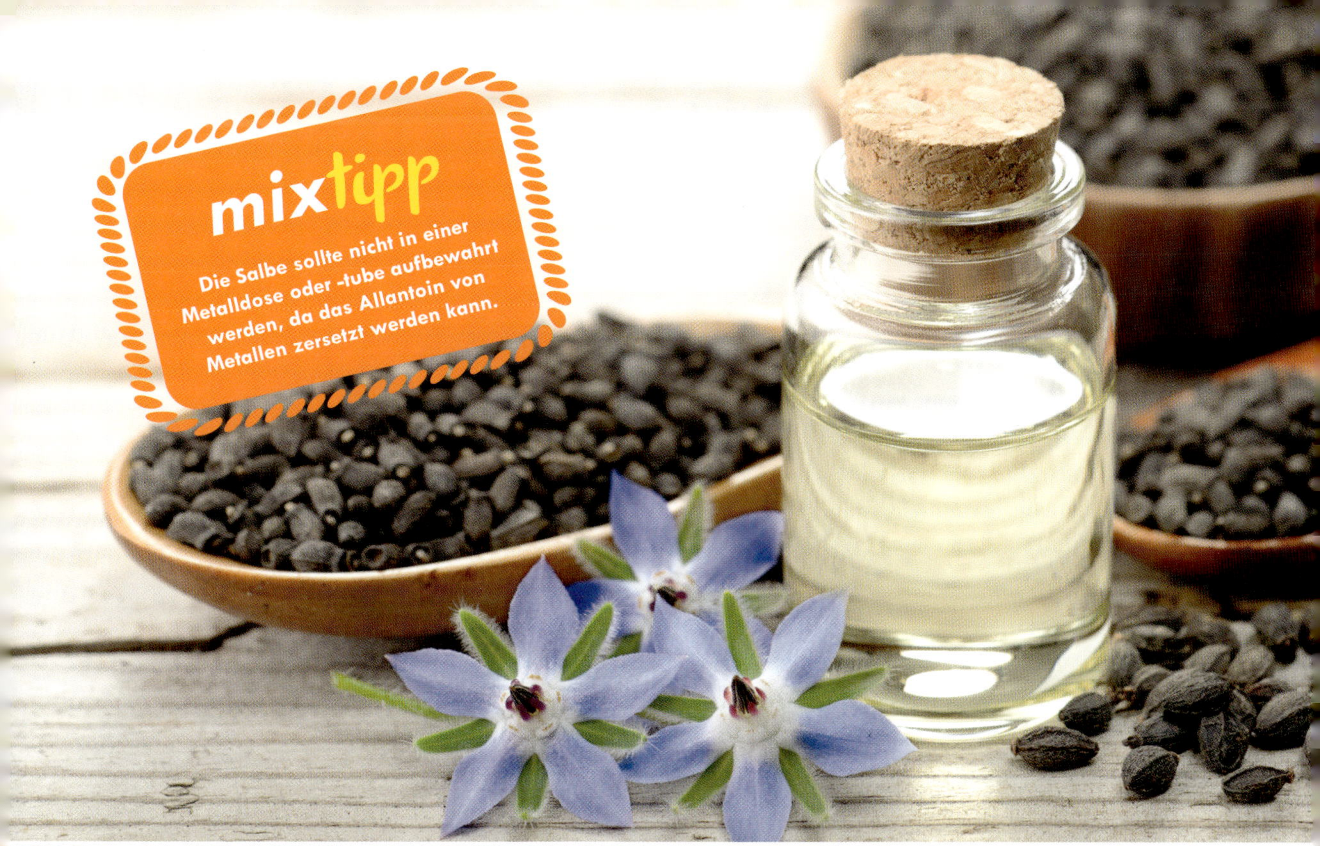

mixtipp

Die Salbe sollte nicht in einer Metalldose oder -tube aufbewahrt werden, da das Allantoin von Metallen zersetzt werden kann.

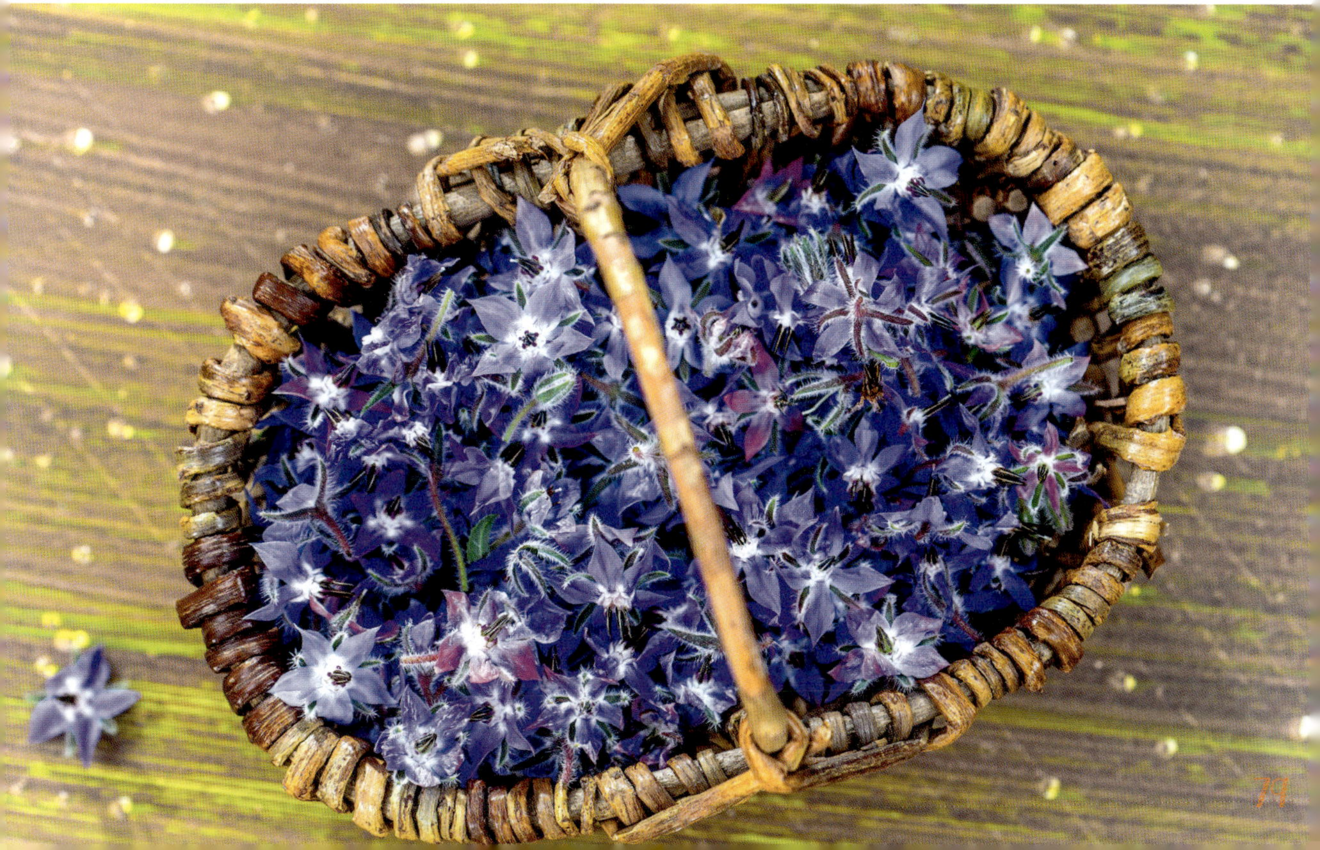

Salbe gegen gereizte Haut
bei Kleinkindern

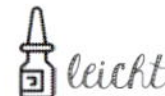

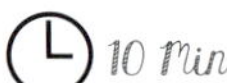

Zutaten

Utensilien:
1 Kruke à 100 ml

5 g Dexpanthenol
10 g Borretschsamenöl
85 g Excipial®, Mandelölsalbe

1. Gib zunächst das Dexpanthenol, das Borretschsamenöl und die Mandelölsalbe in den Mixtopf. Vermeide dabei möglichst, das Dexpanthenol direkt auf die Messer zu geben, damit sich dieses besser mit den Zutaten vermischt.
2. Vermenge nun die Substanzen 3 Minuten/ Stufe 3 miteinander und schiebe alles mit dem Spatel nach unten. Anschließend wiederholst du diesen Vorgang noch zweimal, bis eine homogene Salbe entstanden ist und das Dexpanthenol nirgends mehr als zähe Substanz ersichtlich ist.
3. Fülle die Salbe nun in eine Kruke ab.

Haltbarkeit:

Aufgrund der wasserfreien Excipial®-Mandelölsalbe ist die Salbe 1 Jahr haltbar. Immer die Haltbarkeit des Borretschsamenöls beachten, da dieses schnell ranzig wird.

Dosierung:

Die **Excipial®-Mandelölsalbe** wird angewendet zur Pflege trockener und rissiger Hautpartien. Das Zinkoxid in der Grundlage unterstützt die Wundheilung.

Dexpanthenol erhöht das Feuchthaltevermögen der Haut und Schleimhaut und hat somit pflegende Eigenschaften. Da es die Neubildung von Hautzellen unterstützt, fördert es die Regeneration.

Borretschsamenöl hat einen großen Anteil an Gamma-Linolensäure und eignet sich hervorragend zur Pflege bei neurodermitischer, entzündlicher und schuppiger Haut. In dieser Kombination wird es auch eingesetzt im Gesicht bei Kleinkindern, wenn sie aufgrund von vermehrtem Speichelfluss an den feuchten Stellen der Haut entzündlich ist.

➔EINSCHRÄNKUNG:

Nicht anzuwenden, wenn eine Allergie auf einen oder mehrere dieser Wirkstoffe bekannt ist.

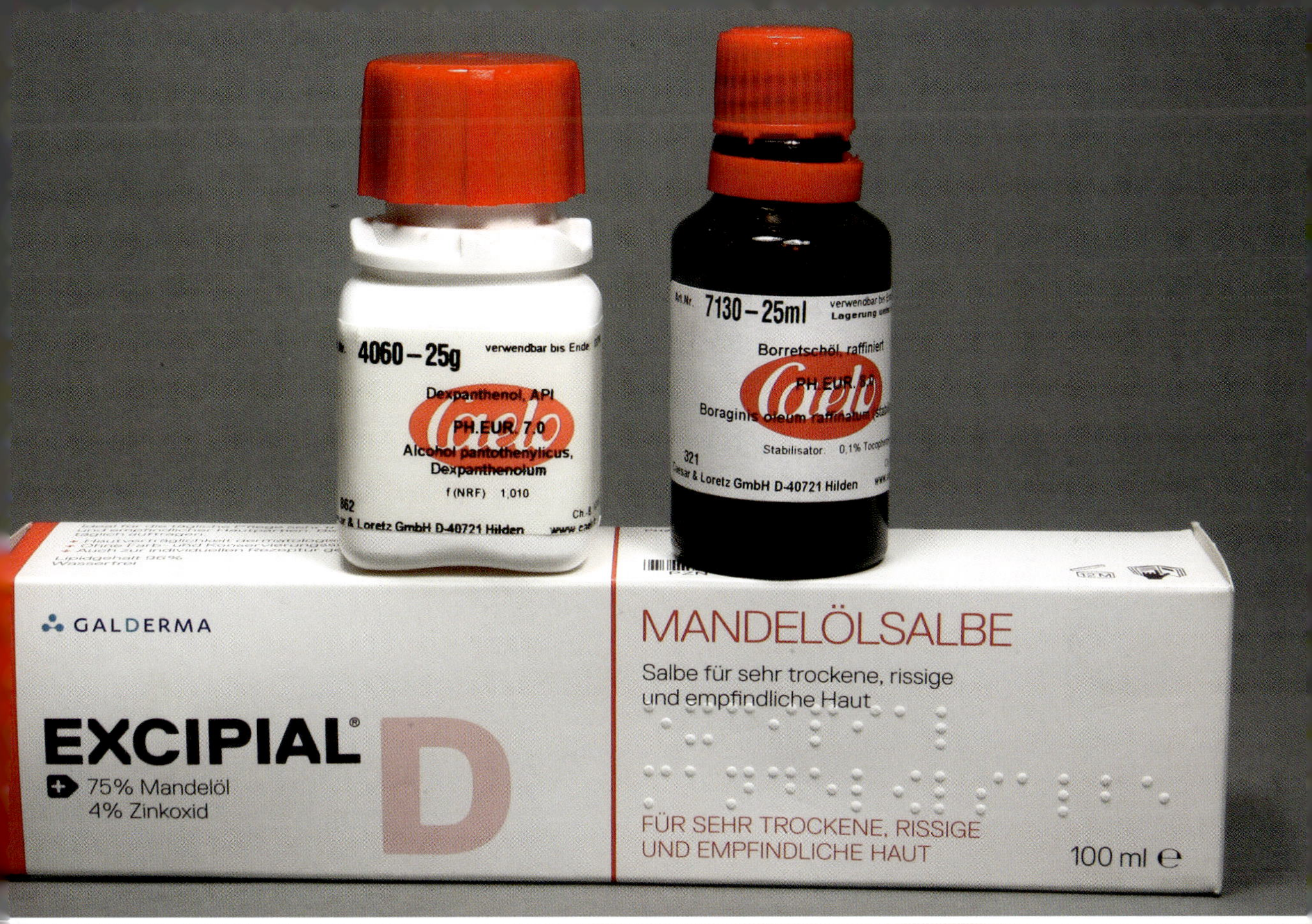
4060 – 25g
verwendbar bis Ende
Dexpanthenol, API
PH.EUR. 7.0
Alcohol pantothenylicus,
Dexpanthenolum
f (NRF) 1,010
7130 – 25ml
Borretschöl, raffiniert
Stabilisator:
Caesar & Loretz GmbH D-40721 Hilden
GALDERMA
EXCIPIAL
D
75% Mandelöl
4% Zinkoxid
MANDELÖLSALBE
Salbe für sehr trockene, rissige
und empfindliche Haut
FÜR SEHR TROCKENE, RISSIGE
UND EMPFINDLICHE HAUT
100 ml ℮

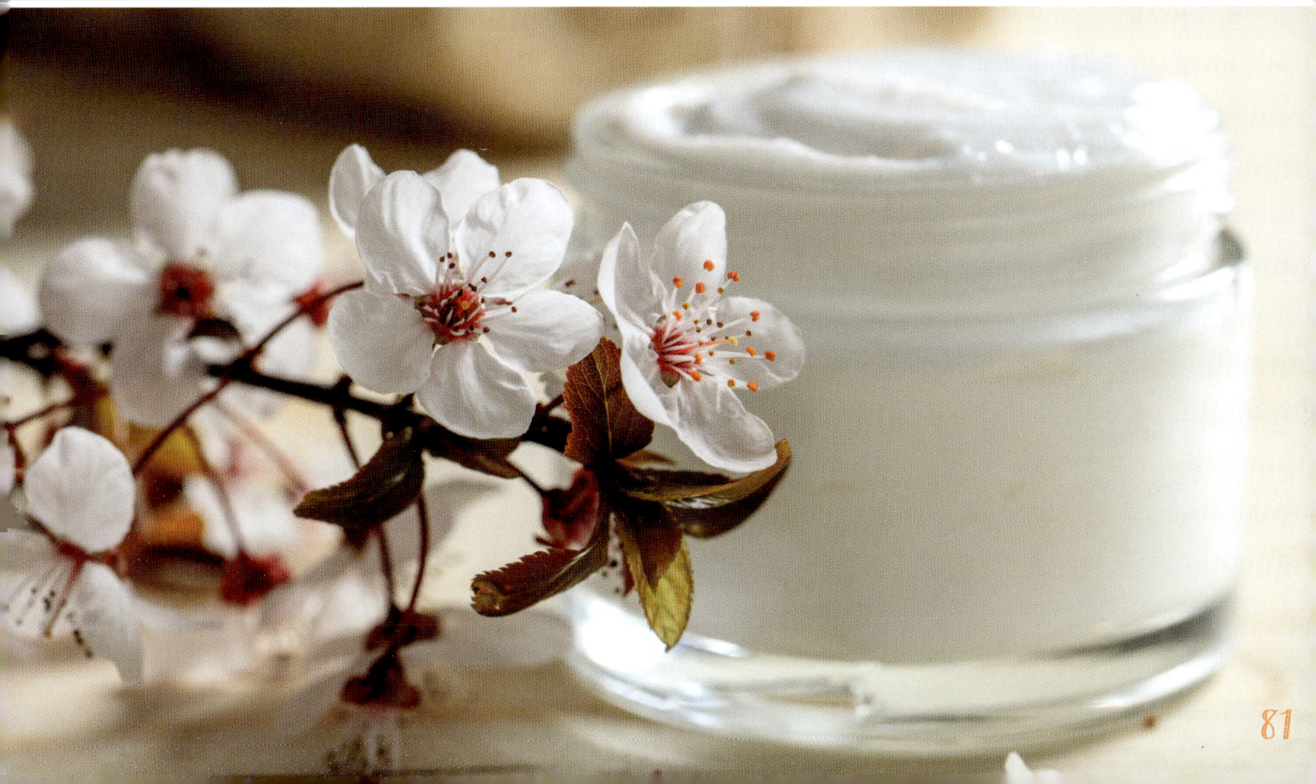

Salbe gegen Neurodermitis
bei Kindern

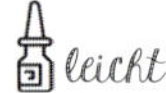

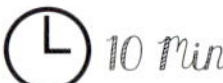

Zutaten

Utensilien:
1 Kruke à 200 ml

10 g Borretschsamenöl
10 g natives Olivenöl
10 g natives Mandelöl
10 g Glycerin 85%
160 g Basiscreme

1. Als Erstes gibst du das Borretschsamenöl, das Oliven- und das Mandelöl, das Glycerin und die Basiscreme in den Mixtopf. Verrühre alle Zutaten 3 Minuten/ Stufe 3 miteinander und schiebe die Reste mithilfe des Spatels nach unten. Wiederhole diese Einstellung noch zweimal, bis eine homogene Salbe entstanden ist. Es darf kein Fettauge auf der Salbe zu finden sein.
2. Anschließend kannst du die Salbe in eine Kruke abfüllen.

Haltbarkeit:

Die Salbe ist 1 Jahr haltbar. Die Salbe immer mit einem kleinen Spatel entnehmen.

Wirkung:

Borretschsamenöl hat einen großen Anteil an Gamma-Linolensäure und eignet sich somit hervorragend zur Pflege bei neurodermitischer, entzündlicher und schuppiger Haut.

Mandelöl ist reich an wertvollen Inhaltsstoffen und gut hautverträglich! Es beruhigt die Haut und begünstigt weder Pickel- noch Aknebildung.

Die wertvolle **Linolsäure** sorgt dafür, dass genügend Feuchtigkeit in der Haut verbleibt und wirkt Reizungen der Haut entgegen. Langfristig soll die Widerstandsfähigkeit der Haut erhöht werden.

Glycerin erhöht die Elastizität der Haut und schützt vor dem Austrocknen. Dabei ist die Dosierung ganz wichtig. Nicht höher als 10% gehen, sonst trocknet es die Haut aus.

Basiscreme ist in der Apotheke eine wichtige Salbengrundlage, die sich mit vielen Kortisonen und anderen Arzneistoffen verträgt. Außerdem besitzt sie einen angenehmen Geruch und hat zudem feuchtigkeitsspendende Eigenschaften.

Olivenöl hat einen hohen Anteil an Vitamin E, das zum schnellen Abheilen der gereizten Haut führt.

➔EINSCHRÄNKUNG:

Nicht anzuwenden, wenn eine Allergie gegen einen der Stoffe bekannt ist. Für Kinder ab 6 Monaten oder auch schon früher nach Rücksprache mit dem Kinderarzt.

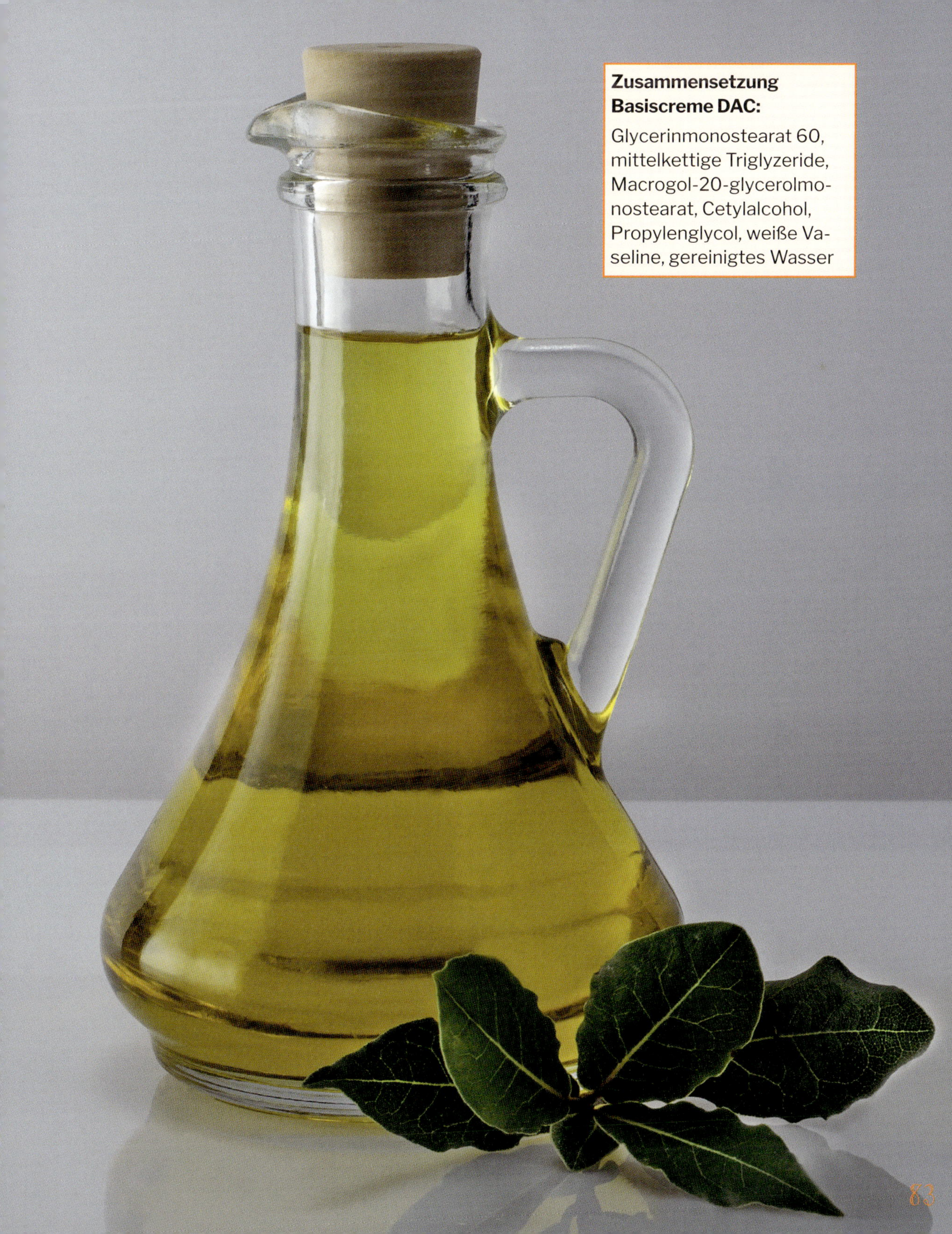

Zusammensetzung Basiscreme DAC:

Glycerinmonostearat 60, mittelkettige Triglyzeride, Macrogol-20-glycerolmonostearat, Cetylalcohol, Propylenglycol, weiße Vaseline, gereinigtes Wasser

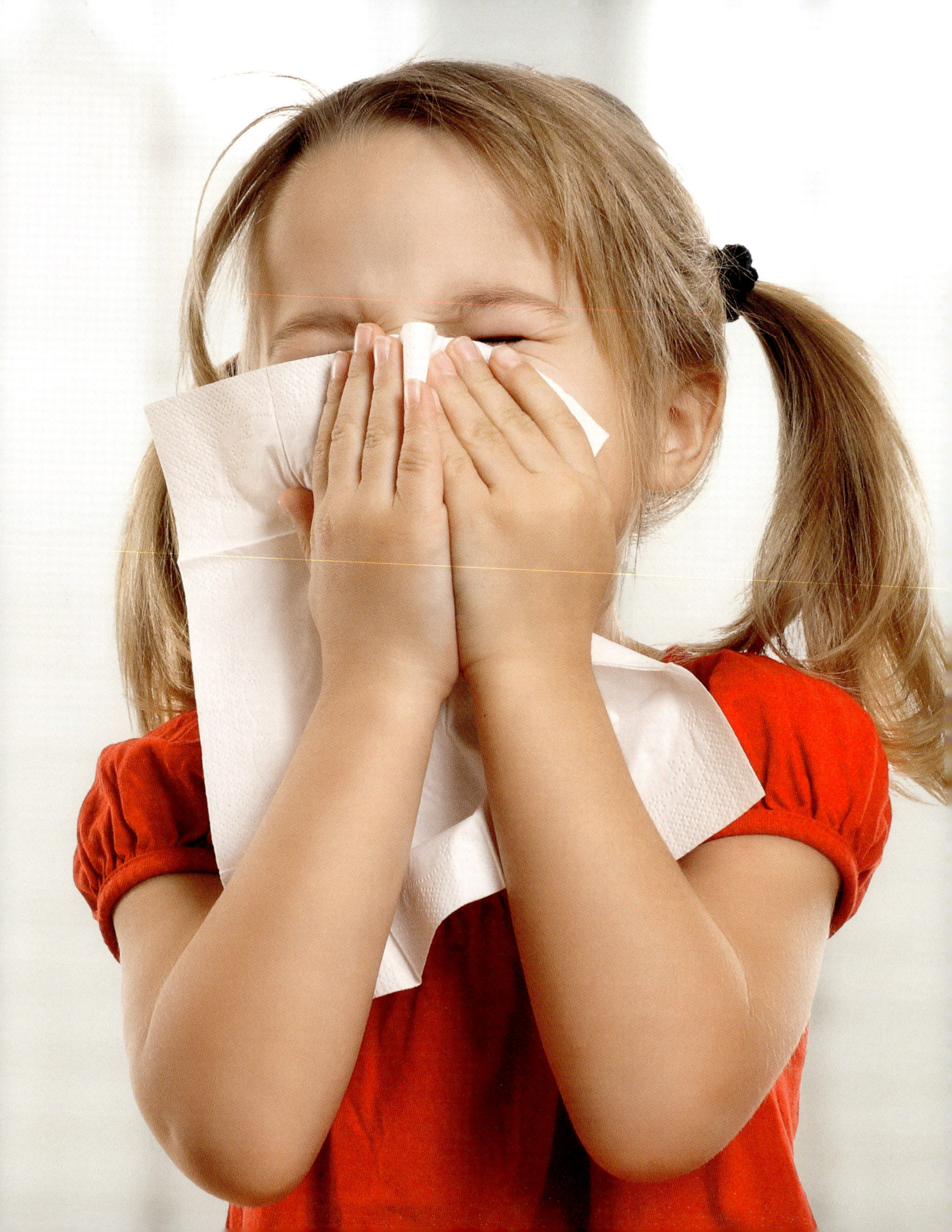

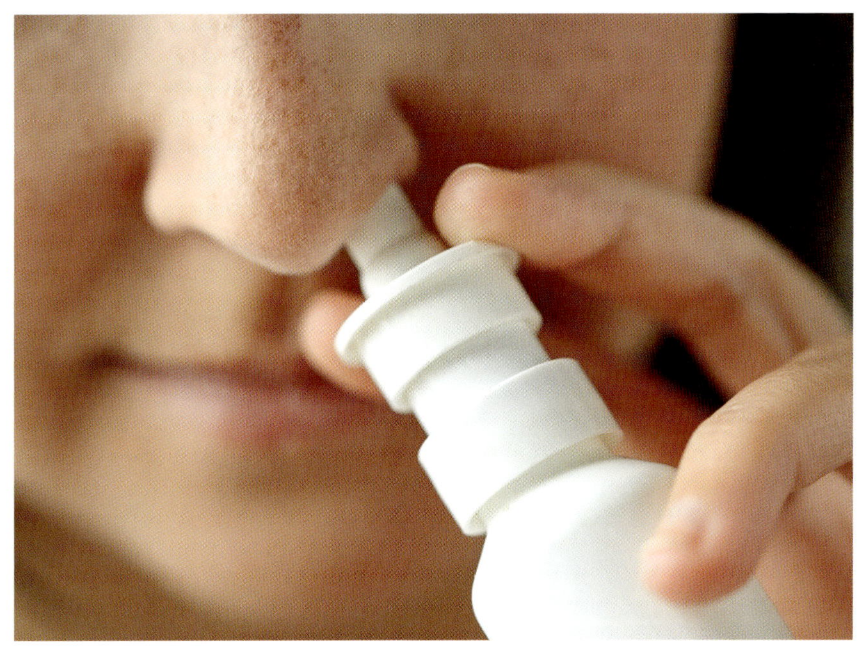

Nasensalben

Menthol-Nasensalbe

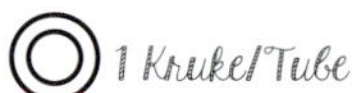

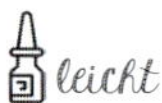

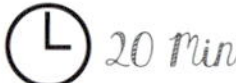

Zutaten

Utensilien:
Feinwaage, 1 Kruke oder Tube mit Nasenolive à 100 ml

1 g Menthol
25 g dickflüssiges Paraffin
74 g weiße Vaseline

1. Als Erstes gibst du das abgewogene Menthol mit dem Paraffin in ein Schälchen. Das Menthol muss sich in der Flüssigkeit komplett auflösen. Dies dauert ca. 2–5 Minuten.

2. Fülle nun die abgewogene weiße Vaseline in den Mixtopf und stelle die Einstellung des Thermomix® auf 3 Minuten/Stufe 3. Währenddessen lässt du über die Deckelöffnung langsam die klare Flüssigkeit einträufeln. Dann entfernst du mithilfe des Spatels die Salbe vom Mixtopfrand und wiederholst den Vorgang noch zweimal.

3. Jetzt kannst du die Nasensalbe in eine Kruke oder eine Tube mit Nasenolive abfüllen.

Haltbarkeit:

Die Salbe ist, wenn der Kontakt mit der Nasenschleimhaut vermieden werden könnte, 1 Jahr haltbar. Da das nie der Fall ist, immer nur kleine Mengen abfüllen und den Rest als Vorrat gesondert bei Zimmertemperatur aufbewahren! Die Nasensalbe ist mikrobiell als Vorrat nicht anfällig.

Dosierung:

Bei verkrusteten Nasenschleimhäuten und häufigem Nasenbluten.

Wirkung:

Menthol hat in dieser Konzentration eine leicht kühlende Wirkung und löst in der Nase ein Frischegefühl aus, sodass subjektiv der Eindruck entsteht, dass die Nasenschleimhaut abschwillt und der Patient besser Luft bekommt.

Paraffin ist lange haltbar und wird nicht ranzig. Es hat filmbildende und somit schützende Eigenschaften. Zudem ist es wasserabstoßend, geschmacksneutral und mit Vaseline gut verschmelzbar.

→EINSCHRÄNKUNG:

In der Schwangerschaft und Stillzeit nur ohne Menthol verwenden. Die Salbe ist für Kleinkinder nicht geeignet.

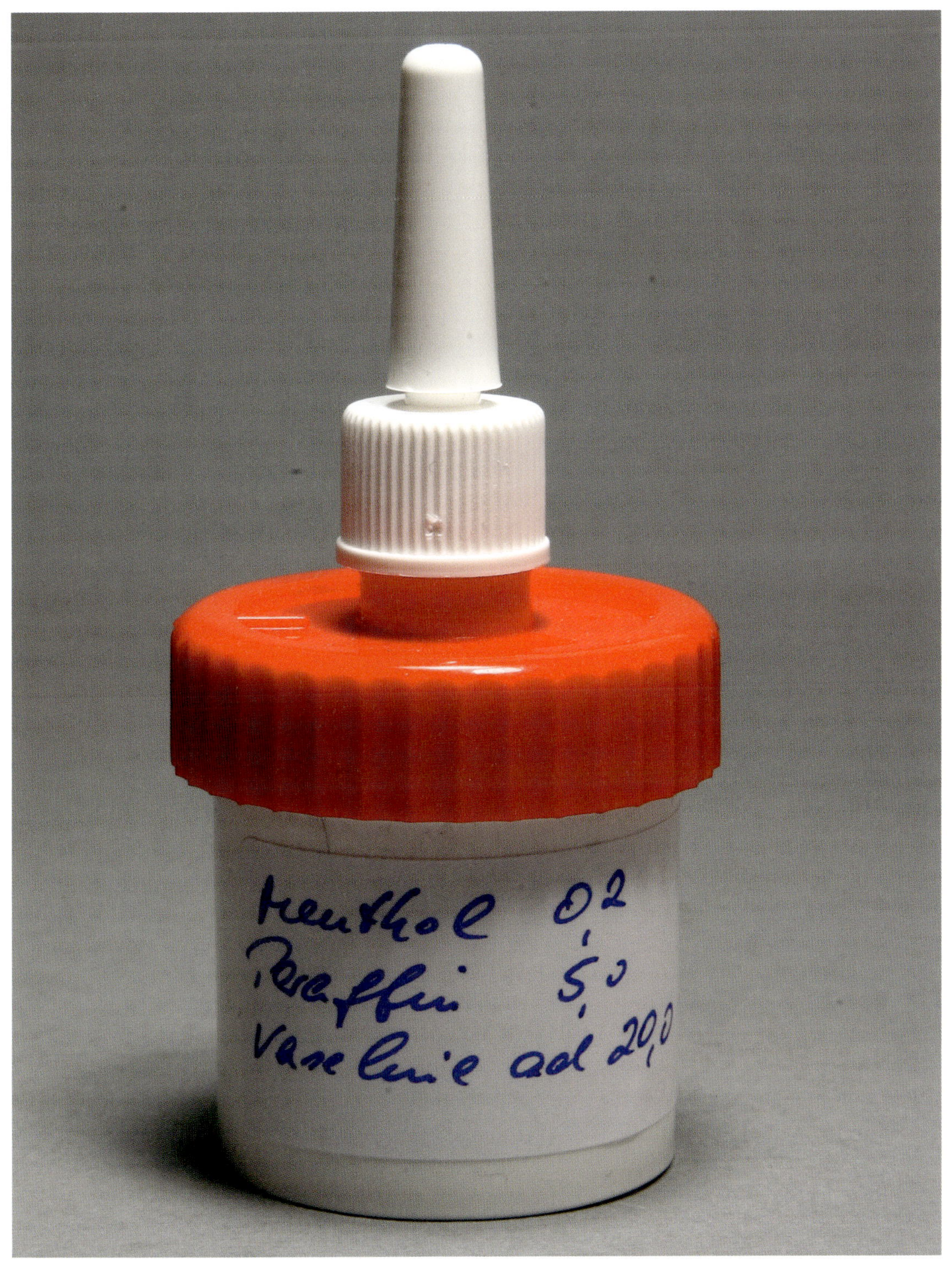
Menthol 0,2
Paraffin 5,0
Vaseline ad 20,0

Menthol-Dexpanthenol-Nasensalbe

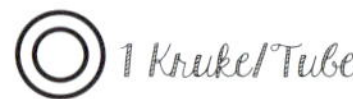 1 Kruke/Tube 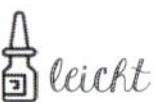 leicht  30 Min.

Zutaten

Utensilien:
Feinwaage, 1 Kruke oder Tube mit Nasenolive à 100 ml

0,35 g Menthol
30 g Paraffin
5 g Dexpanthenol
5 g gereinigtes Wasser (Ampuwa®)
20 g Wollwachs
40 g weiße Vaseline

1. Zunächst füllst du das abgewogene Menthol und das abgewogene Paraffin in ein Schälchen und verrührst beide Substanzen per Löffel so lange, bis sich das Menthol aufgelöst hat. Je nachdem wie groß die Kristalle sind, dauert es ca. 2–5 Minuten.

2. Nun gibst du das Dexpanthenol mit dem gereinigten Wasser in eine Schale und löst es darin auf. Das dauert etwas 2–3 Minuten. Achtung: Dexpanthenol ist extrem zäh und zieht Fäden.

3. Anschließend gibst du Wollwachs, Vaseline und die Dexpanthenollösung in den Mixtopf und verrührst die Mischung 5 Minuten/ Stufe 2 miteinander. Dann schiebst du eventuell vorhandene Reste vom Messer in die Masse und vermengst die Zutaten erneut 5 Minuten/ Stufe 2. Dabei lässt du über die Deckelöffnung ganz langsam das Menthol-Paraffinöl einlaufen.

4. Schiebe die Reste vom Messer erneut in die Salbenmasse und vermenge dann die Salbe schlussendlich 5 Minuten/ Stufe 2. Jetzt kannst du sie in eine Kruke oder Tube mit Nasenolive füllen.

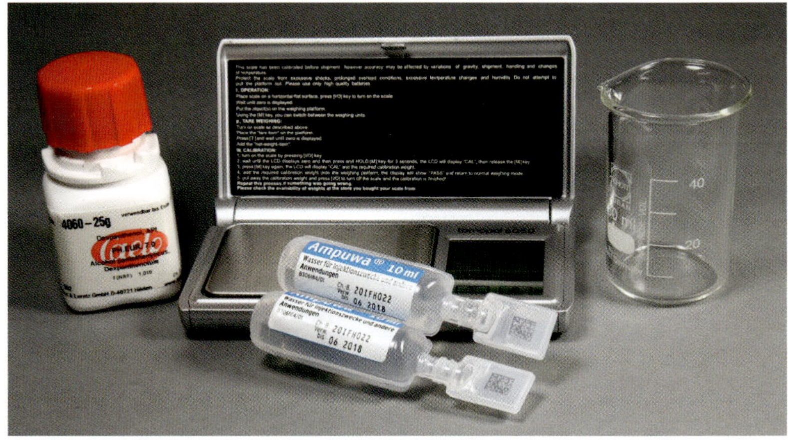

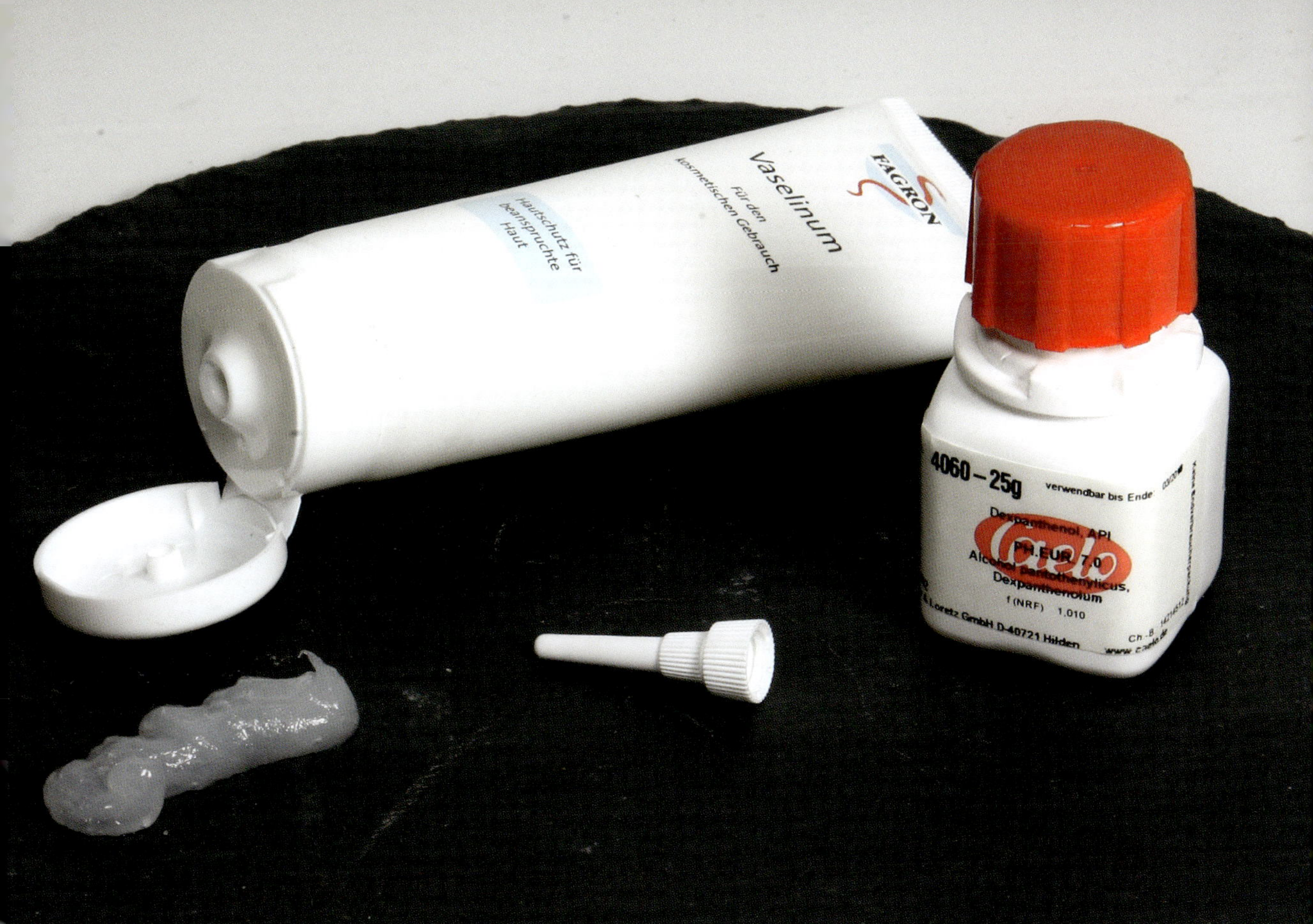

Haltbarkeit:

Aufgrund des Wassergehaltes ist die empfohlene Verwendbarkeit 3 Monate.

Dosierung:

Erwachsene 1- bis mehrmals täglich ca. 1 cm Salbenstrang in die Nase einbringen.

Wirkung:

Dexpanthenol erhöht das Feuchthaltevermögen der Haut und der Schleimhaut und hat zudem pflegende Eigenschaften. Da es die Neubildung von Hautzellen unterstützt, fördert es die Regeneration.

Menthol hat in dieser Konzentration eine leicht kühlende Wirkung und löst in der Nase ein Frischegefühl aus, sodass subjektiv der Eindruck entsteht, dass die Nasenschleimhaut abschwillt und der Patient besser Luft bekommt. Die Nasensalbe kann bei häufigen Nasenblutungen auch zur Nasenpflege eingesetzt werden.

➔EINSCHRÄNKUNG:

Die Nasensalbe darf nicht angewendet werden, wenn bereits eine Überempfindlichkeit gegenüber einem Bestandteil besteht.
In der Schwangerschaft die Nasensalbe nur ohne Menthol verwenden.
Wollwachs ist ein Naturprodukt und deshalb Vorsicht bei bekannter Überempflindlickeit!

Nasenemulsion
gegen trockene Nasenschleimhäute

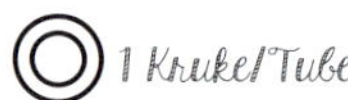

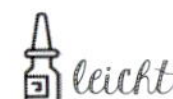

Zutaten

Utensilien:
Feinwaage, 1 Kruke oder Tube mit Nasenolive

0,2 g Menthol
40 g flüssiges Paraffin
2 g Propylenglycol
10 g Glucose
10 g gereinigtes Wasser (Ampuwa®)
40 g Eucerin®

Bestandteile Eucerin®:
Cetylstearylalkohol, Wollwachsalkohol, weiße Vaseline

1. Als Erstes gibst du das Menthol und das Paraffin in ein Becherglas oder eine Schale. Löse nun das Menthol mithilfe eines Löffels auf. Das dauert ca. 3 Minuten. Dann fügst du das Propylenglycol zu der Mischung hinzu.

2. In einem weiteren Becherglas löst du die Glucose in dem gereinigten Wasser auf. Dies dauert ca. 5 Minuten.

3. Nun füllst du das Eucerin® in den Mixtopf und erwärmst es 10 Minuten/ 40°C/ Stufe 3 ohne Messbecher. Währenddessen tröpfelst du das Menthol-Paraffin-Gemisch mit der aufgelösten Glucose durch die Deckelöffnung hinein.

4. Säubere den Rand des Mixtopfes mithilfe des Spatels und schiebe alles nach unten. Erwärme die Mischung 10 Minuten/ 30°C/ Stufe 3 und lass langsam die unter Punkt 2 hergestellte Flüssigkeit einfließen. Säubere wieder den Mixtopfrand und vermenge die Nasenemulsion zu guter Letzt 5 Minuten/ Stufe 4.

5. Jetzt kannst du die Emulsion in eine Kruke oder eine Tube mit Nasenolive abfüllen.

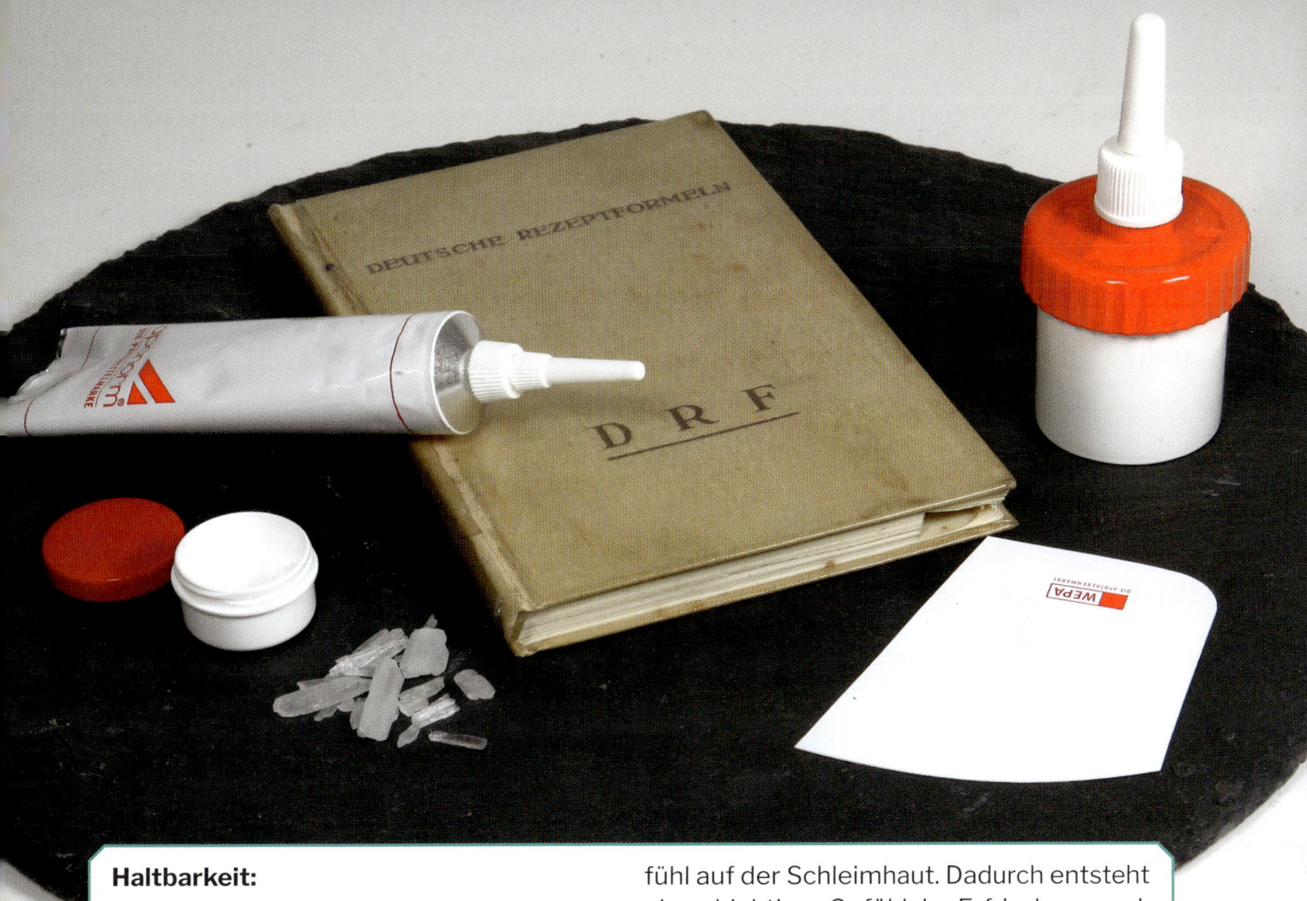

Haltbarkeit:

Die Salbe ist, wenn der Kontakt mit der Nasenschleimhaut vermieden werden kann, 6 Monate haltbar. Da dies aber kaum machbar ist, immer nur kleine Mengen abfüllen und den Rest als Vorrat gesondert im Kühlschrank aufbewahren!

Dosierung:

Die Nasenemulsion kann 2–4 x täglich verwendet werden.

Wirkung:

Die **Glucose** übt einen osmotischen Reiz auf die trocken gewordene Nasenschleimhaut aus und bewirkt dadurch, dass die Schleimproduktion angeregt wird.

Menthol bewirkt durch die Erweiterung der Blutgefäße und durch Reizung der kälteempfindlichen Nervenenden ein Kältegefühl auf der Schleimhaut. Dadurch entsteht ein subjektives Gefühl der Erfrischung und der freieren Nasenatmung.

Propylenglycol ist ein Hilfsstoff der z.B als Lösungsvermittler, Penetrationsbeschleuniger und zum antimikrobiellen Schutz wasserhaltiger Rezepturen eingesetzt wird.

Paraffin hat filmbildende, schützende Eigenschaften und verleiht der Rezeptur Glanz. Zudem gibt es der Salbe eine schöne Konsistenz.

Eucerin® ist eine lange haltbare Salbengrundlage, mit der sich gut Wasser-in-Öl-Emulsionen herstellen lassen.

➔EINSCHRÄNKUNG:

Nicht für Kinder, Schwangere und Stillende geeignet. Es ist auch Vorsicht geboten bei bekannter Allergie gegen einen der Inhaltsstoffe.

Nasensalbe gegen Schnupfen

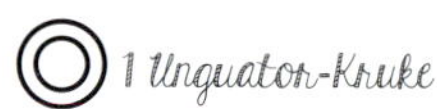

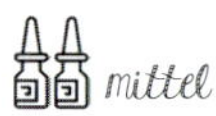

Zutaten

Utensilien:
Filter, 1 Unguator-Kruke mit Nasenolive à 150 ml

Für 60 g Thymianöl:
5 Zweige frischer Thymian
100 g Mandelöl
40 g Traubenkernöl
10 g Bienenwachs
6 Tropfen ätherisches Thymianöl

1. Zunächst bereitest du das Thymianöl zu. Hierfür gibst du 5 Zweige Thymian in den Mixtopf und zerkleinerst sie 1 Minute/ Stufe 10. Gieße das Mandelöl hinzu und erwärme es 15 Minuten/ 80°C/ Stufe 2 ohne Messbecher. Anschließend lässt du das Öl noch 15 Minuten im Mixtopf ziehen. Dann gießt du das Öl über einen Filter ab und säuberst den Mixtopf mit einem Küchenkrepp.

2. Jetzt wiegst du das Traubenkernöl, das Bienenwachs und das warme frische Thymianöl in den Mixtopf ein. Schmelze das Bienenwachs 15 Minuten/ 80°C/ Stufe 2, bis es flüssig ist. Lass es dann im Topf erkalten. Ab und an solltest du die Mischung auf Stufe 4 verrühren und die Topfränder gut abkratzen. Kurz vor dem Erkalten fügst du die 6 Tropfen ätherisches Thymianöl hinzu und verrührst es mit der Masse 2 Minuten/ Stufe 5.

3. Fülle die Nasensalbe schließlich in eine Unguator-Kruke mit Nasenolive ab.

Dosierung:
Die Nasensalbe wird zur Pflege der Nasenschleimhaut eingesetzt und schützt vor Erkältungen.

Wirkung:
Thymian ist die klassische Pflanze gegen Erkältungen und Husten. Im Bereich der Atemwege können die ätherischen Öle direkt einwirken und ihre schleim- und krampflösende sowie antibakterielle und immunstärkende Wirkung direkt entfalten.

Mandelöl und **Traubenkernöl** haben gute pflegende Eigenschaften.

➔EINSCHRÄNKUNG:
Erst für Kinder ab 6 Jahren geeignet. Schwangere und Stillende nach Rücksprache mit dem Arzt. Vorsicht bei bestehender Allergie gegen einen der Wirkstoffe.

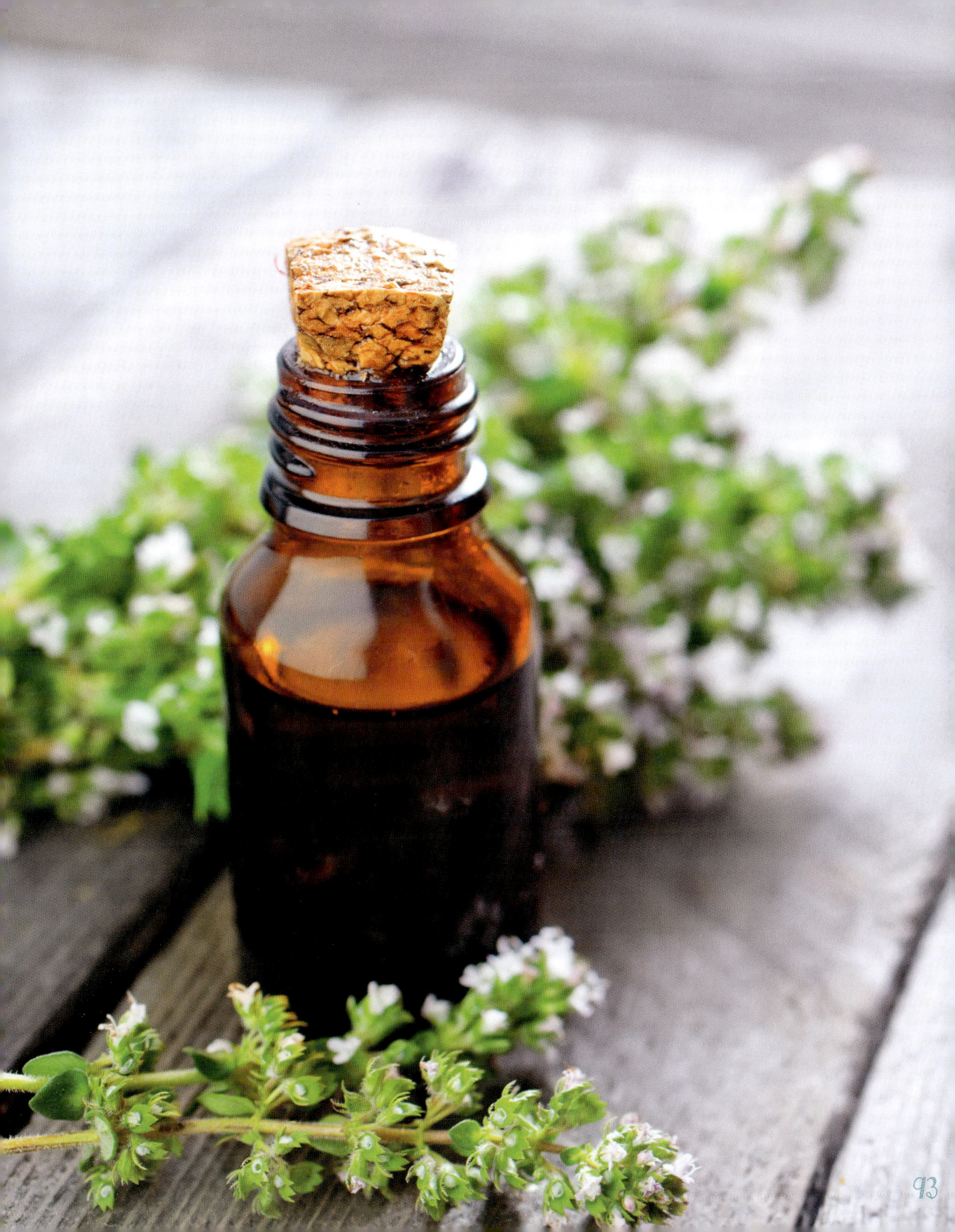

Pflegende Nasensalbe

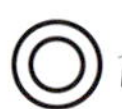 1 Unguator-Kruke 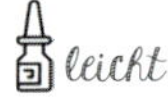 leicht 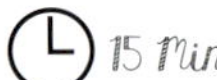 15 Min.

Zutaten

Utensilien:
1 Unguator-Kruke mit Nasenolive à 100 ml

50 g Wollwachs
50 g Olivenöl
10 Tropfen ätherisches Zitronenöl

1. Zunächst wiegst du das Wollwachs und das Olivenöl in den Mixtopf ein und vermengst beide Zutaten 5 Minuten/ Stufe 3 ohne Messbecher gut miteinander. Schiebe dann alles mit dem Spatel nach unten.

2. Setze nun den Thermomix® auf 5 Minuten/ Stufe 3 und lass währenddessen das Zitronenöl durch die Deckelöffnung tropfen. Schiebe erneut alles mit dem Spatel nach unten und verrühre die Mischung zu guter Letzt 1 Minute/ Stufe 3. Fülle die pflegende Nasensalbe in kleine Tuben oder eine Unguator-Kruke mit Nasenolive ab.

Haltbarkeit:

Die angefangene Tube sollte innerhalb von 3 Monaten verbraucht werden. Nicht angefangene Tuben halten 1 Jahr lang.

Dosierung:

Die pflegende Nasensalbe kann mehrmals täglich in die Nase eingebracht werden.

Wirkung:

Der Hauptinhaltsstoff des **Olivenöls** ist das Vitamin E, das für die Elastizität der Haut sorgt.

Zitronenöl sorgt in der Nasensalbe für einen tollen Duft. Normalerweise reinigt sich die Nase selbst durch Flimmerhärchen und Nasenhaare. Trocknet sie zum Beispiel im Winter durch das Heizen aus, können Schmutzpartikel aber auch Erreger länger in der Nase verweilen und zu Infektionen führen. Mit pflegenden Nasensalben kann man die Schleimhäute schützen.

➔EINSCHRÄNKUNG:

Schwangere und Stillende nur nach Rücksprache mit dem Arzt. Für Kinder ab 6 Jahren geeignet. Nicht anzuwenden bei bekannter Allergie gegen einen der Wirkstoffe. Wollwachs ist ein Naturprodukt und deshalb sollte man Vorsicht bei bekannter Überempfindlichkeit walten lassen!

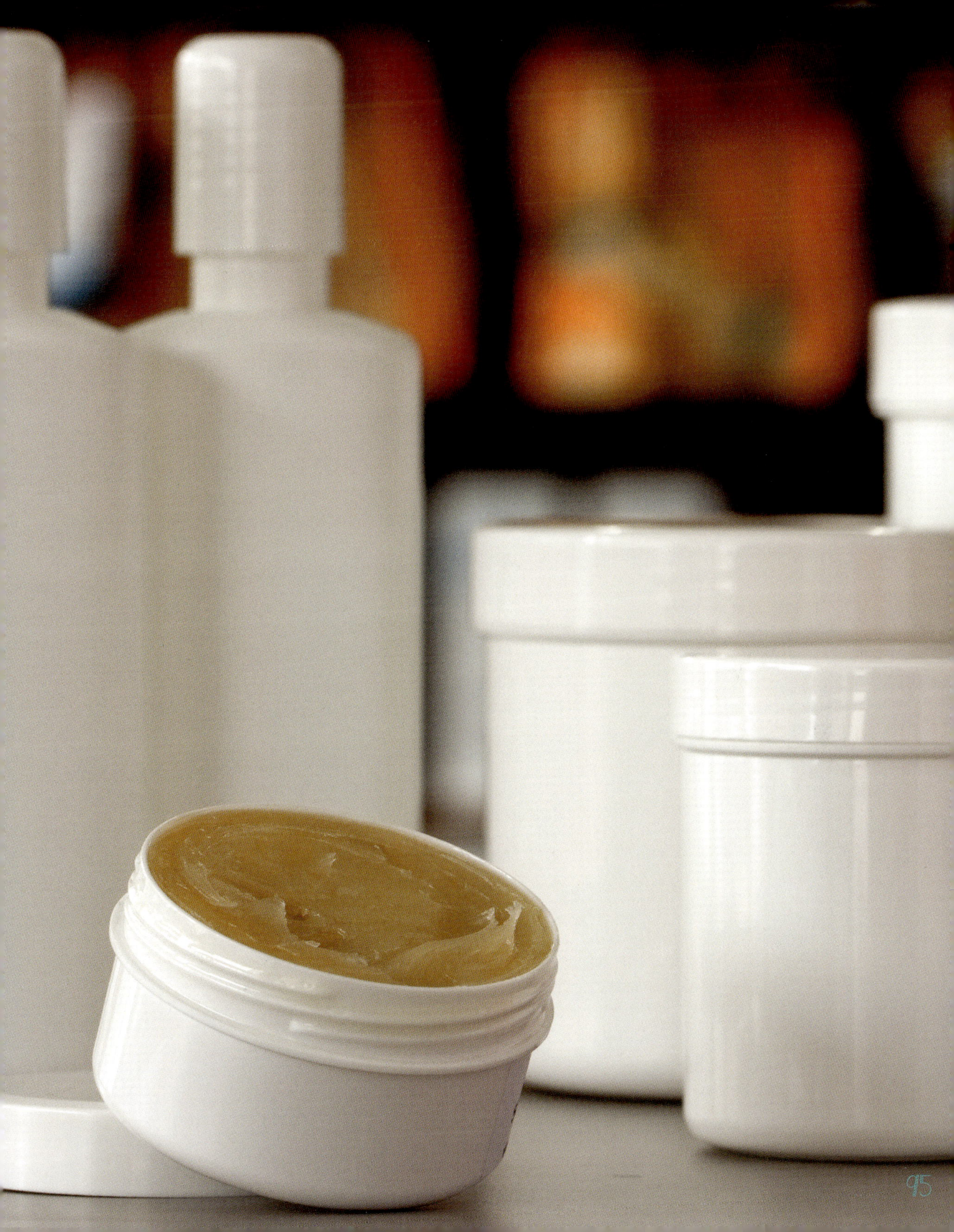

Weiche Nasensalbe nach Dr. Bader

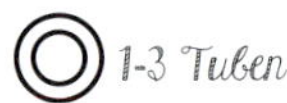

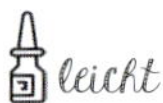

Zutaten

Utensilien:
1–3 Tuben mit Nasenolive à 100–300 ml

90 g Wollwachs
30 g Neutralöl (Hilfsstoff)
90 g Sesamöl, kalt gepresst
90 g gereinigtes Wasser (Ampuwa®)

1. Als Erstes gibst du Wollwachs, Neutralöl und Sesamöl in den Mixtopf und erwärmst die Zutaten 10 Minuten/ 40 °C/ Stufe 3.

2. Anschließend stellst du den Thermomix® auf 10 Minuten/ 40 °C/ Stufe 3 und fügst das gereinigte Wasser tropfenweise durch die Deckelöffnung hinzu. Dieser Vorgang muss tropfenweise geschehen, damit das Wasser schnell die Temperatur der Grundlage annehmen kann. Wer diesen Vorgang beschleunigen möchte, sollte die Ampuwa®-Flasche vorher im Wasserbad auf eine Temperatur von 40 °C bringen.

3. Schiebe nun alles mit dem Spatel nach unten und vermenge die Salbenmasse 2 Minuten/ Stufe 4. Lass die Nasensalbe dann vollständig erkalten und fülle sie in Tuben ab.

Haltbarkeit:

Angebrochene Tuben solltest du innerhalb von 6 Wochen verbrauchen. Ungeöffnete Tuben sind im Kühlschrank 6 Monate haltbar.

Dosierung:

Sie kann mehrmals täglich in die Nase eingebracht werden.

Wirkung:

Neutralöl ist ein reizfreies Öl und dringt nur gering in die Hornschichten ein. Es bringt gereizte Haut wieder gut ins Gleichgewicht. In dieser Rezeptur wird es nur als Hilfsstoff eingearbeitet.

Wollwachs ist ein Naturprodukt und hat die Fähigkeit, ein Vielfaches an Wasser aufzunehmen.

Sesamöl kann nicht nur in der Küche verwendet werden, sondern es verhilft der Nasensalbe auch zur Feuchtigkeit und löst Borken in der Nase. Dies wird von Wissenschaftlern der Uni Göteborg in einer Studie dargelegt.

Diese Nasensalbe ist also zur Befeuchtung der Nasenschleimhaut gedacht und beseitigt Borken, verhindert aber auch deren Neubildung.

➔EINSCHRÄNKUNG:

Schwangere und Stillende nur nach Rücksprache mit dem Arzt. Das gleiche gilt für Kinder. Und natürlich nicht verwenden bei bekannter Allergie gegen einen der Inhaltstoffe.

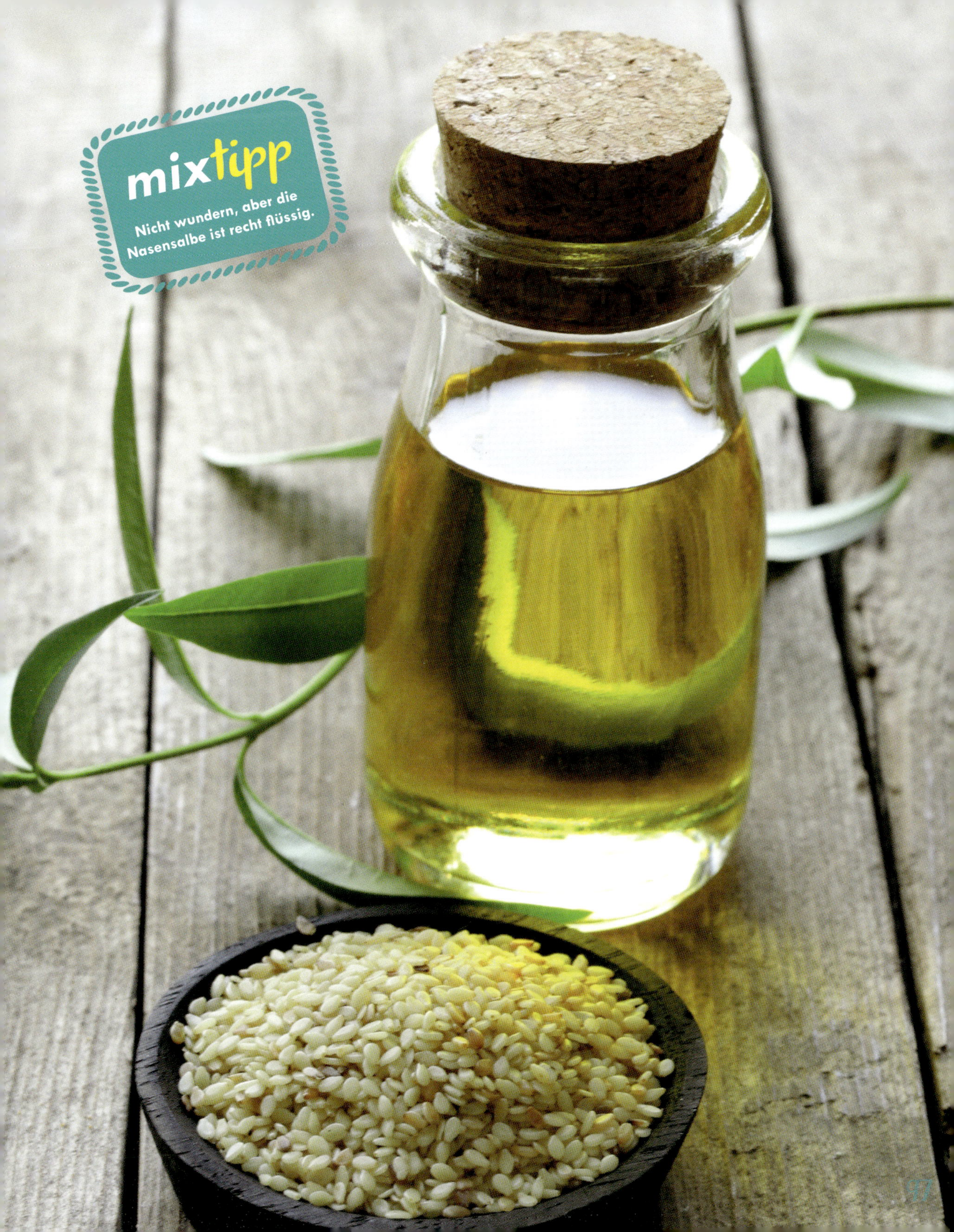

mixtipp

Nicht wundern, aber die Nasensalbe ist recht flüssig.

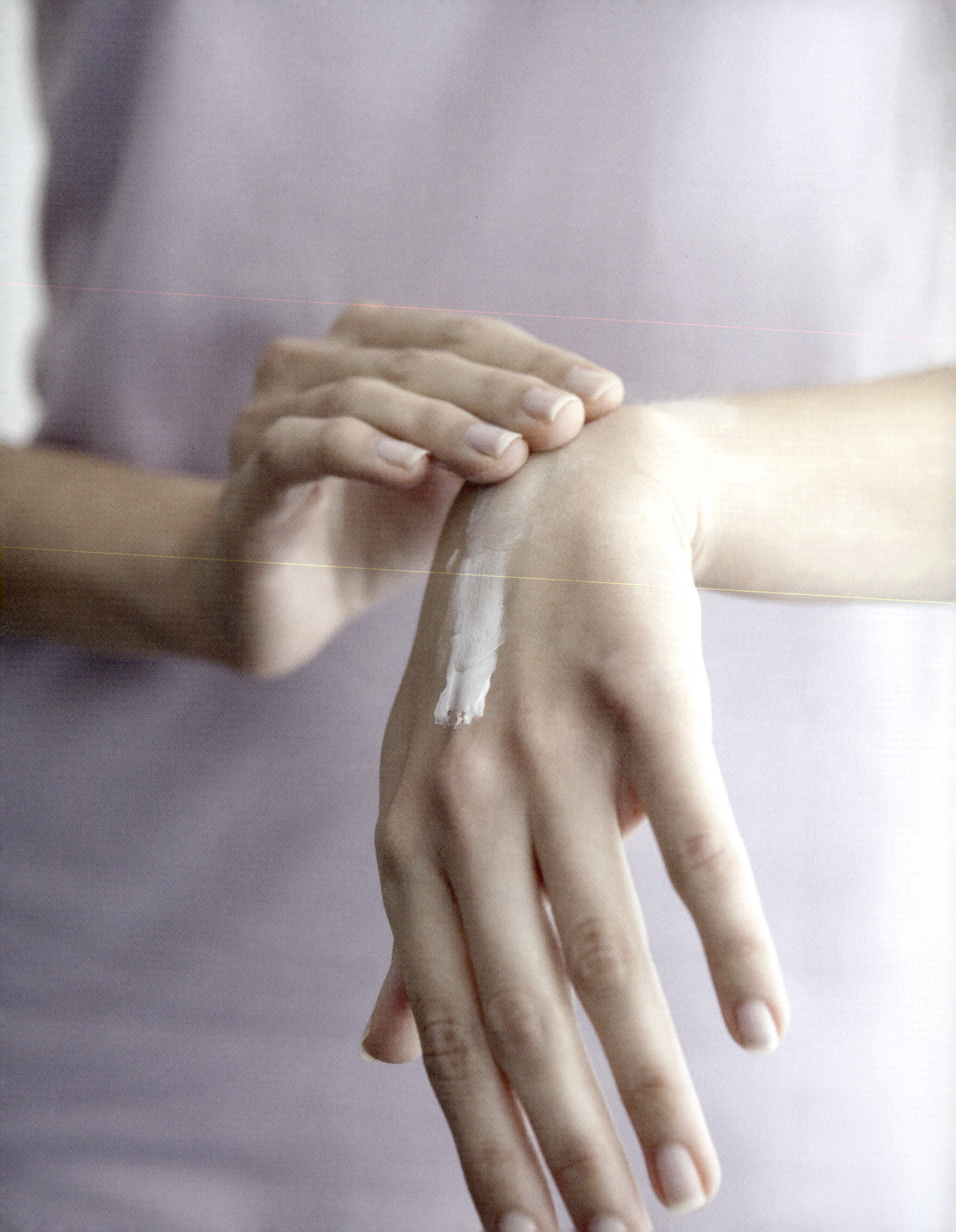

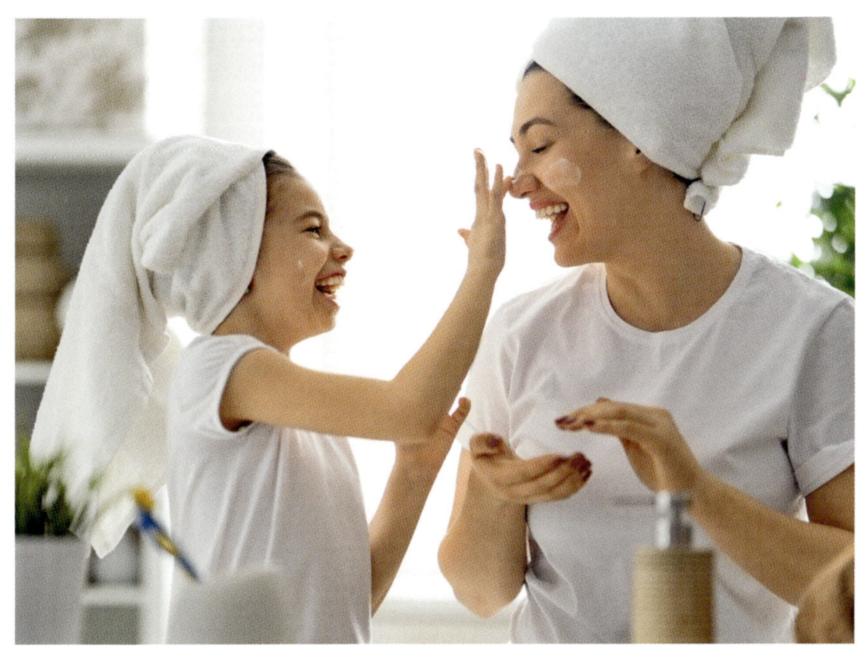

Pflegeprodukte

Körperlotion für jeden Tag

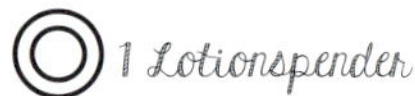

leicht

Zutaten

Utensilien:
1 Lotionspender
à 200 ml

25 g Bienenwachs
100 g Jojobaöl
75 g destilliertes Wasser
20 Tropfen ätherisches Öl nach Wahl

1. Als Erstes wiegst du das Bienenwachs in den Mixtopf ein und schmilzt es 15 Minuten/ 90°C/ Stufe 2. Lass es nun auf ca. 70°C abkühlen.

2. Dann rührst du 5 Minuten/ Stufe 4 das Jojobaöl tropfenweise unter. Schiebe alles mit dem Spatel nach unten und wiederhole die Einstellung. Du kannst zuvor auch das Jojobaöl etwas anwärmen, so kann es ohne Klumpenbildung in das Wachs eingearbeitet werden.

3. Anschließend gießt du das destillierte Wasser ein und arbeitest es 5 Minuten/ Stufe 6 unter. Eine homogene Masse muss entstehen. Lass die Lotion im Mixtopf abkühlen und verrühre sie zwischendurch immer wieder. Zum Schluss rührst du das gewählte ätherische Öl 2 Minuten/ Stufe 5 unter.

4. Jetzt kannst du die Lotion in einen Spender abfüllen.

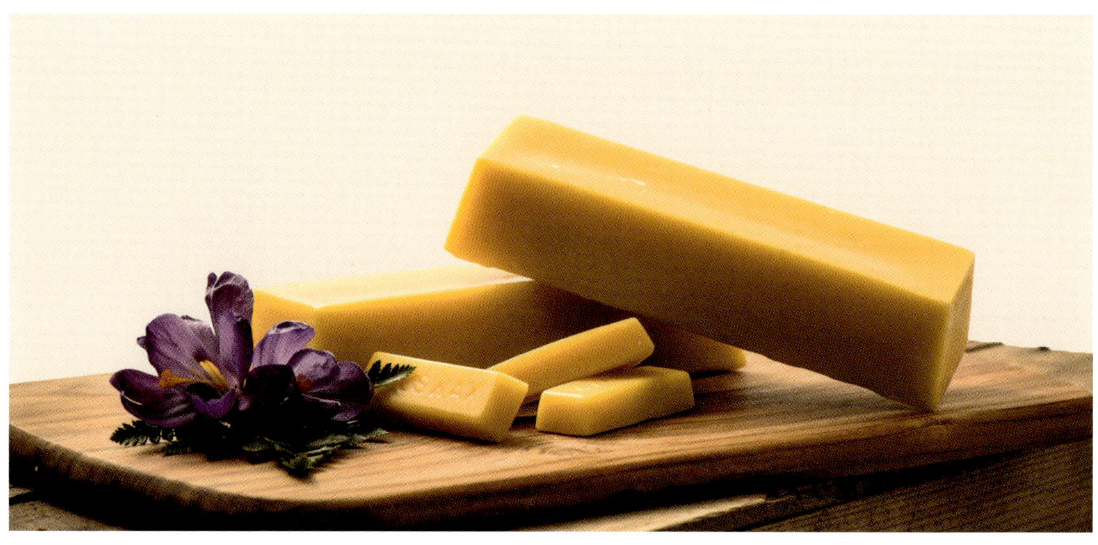

Haltbarkeit:

Die Körperlotion sollte an einem kühlen Ort stehen, da sie keine Konservierungsstoffe enthält. Außerdem solltest du sie sofort verwenden. Die Haltbarkeit beträgt 4 Wochen. Möchte man diese Lotion als Vorrat herstellen, kann man konserviertes Wasser verwenden. Dann ist sie 1 Jahr haltbar und kann bei Zimmertemperatur gelagert werden.

Wirkung:

Jojobaöl (richtig Jojobawachs) wird aus den Samen des Jojobastrauches gewonnen. Dieser Wachs ist reich an Vitaminen und für alle Hauttypen geeignet. Da es kein Öl im eigentlichen Sinne ist, zieht es super gut in die Haut ein. Es verhindert das Austrocknen der Haut.

Bienenwachs ist von Natur aus weiß, durch Anreicherung des Blütenpollens ist das Wachs gelb. Man kann es aber auch gebleicht als Cera alba kaufen.

➔EINSCHRÄNKUNG:

Für Kinder ohne ätherisches Öl ab 1 Jahr zu verwenden.

Für Schwangere und Stillende gleichermaßen ohne ätherisches Öl zu verwenden.

Bestehende Allergien beachten.

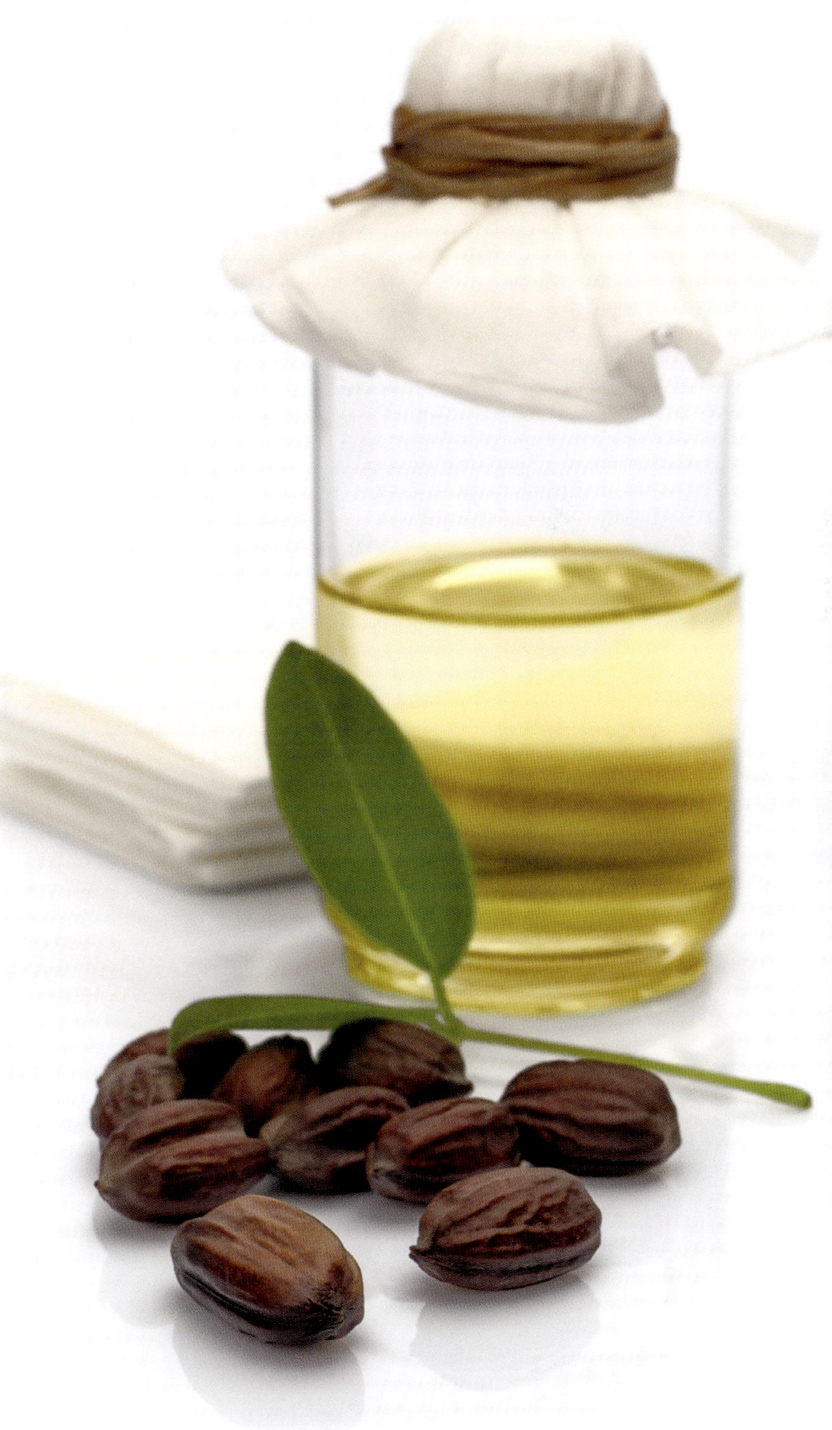

Handcreme von fester Konsistenz gegen ausgetrocknete Putzhände

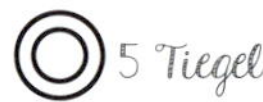 5 Tiegel 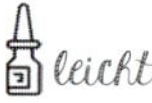 leicht 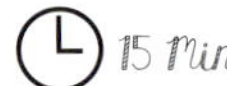 15 Min.

Zutaten

Utensilien:
5 kleine Tiegel
à 50 ml

50 g natives Mandelöl
100 g Kakaobutter
50 g Jojobaöl
50 g Sheabutter

1. Als Erstes füllst du das Mandelöl, die Kakaobutter, das Jojobaöl und die Sheabutter in den Mixtopf. Erwärme die Mischung 10 Minuten/ 40°C/ Stufe 3 und schiebe dann alles mit dem Spatel nach unten. Verrühre die Creme erneut 4 Minuten/ Stufe 4.

2. Schon kannst du deine Creme in Tiegel abfüllen und offen erkalten lassen.

Haltbarkeit:
Da die Creme kein Wasser enthält, ist sie 1 Jahr haltbar. Im geöffneten Zustand ist sie 3 Monate haltbar, also immer einen kleinen Vorrat gesondert lagern.

Wirkung:

Sheabutter wird aus den Nüssen des Karitébaumes gewonnen. Sie enthält sehr viele Inhaltsstoffe, z.B. Vitamin E, Beta Carotin oder auch Allantoin. Dieser Wirkstoff hat entzündungshemmende, zellregenerierende und wundheilende Eigenschaften.

Kakaobutter ist das Fett aus den Kakaokernen oder der Kakaomasse. Sie riecht nicht nur kakaoartig, sie schmeckt auch so. Sie ist reich an gesättigten und arm an ungesättigten Fettsäuren.

Mandelöl enthält sehr viele gesättigte und ungesättigte Fettsäuren, die dem Fett in unserer Haut sehr ähnlich sind. Deshalb ist das Öl sehr gut hautverträglich und stärkt unsere Barrierefunktion. Aber auch die im Mandelöl enthaltenen Vitamine schützen uns vor freien Radikalen.

Jojobaöl (richtig Jojobawachs) wird aus den Samen des Jojobastrauches gewonnen. Dieser Wachs ist reich an Vitaminen und für alle Hauttypen geeignet. Da es kein Öl im eigentlichen Sinne ist, zieht es super gut in die Haut ein. Es verhindert das Austrocknen der Haut.

➔EINSCHRÄNKUNG:
Eine Einschränkung besteht nur bei bestehender Allergie. Auch für Kinder geeignet.

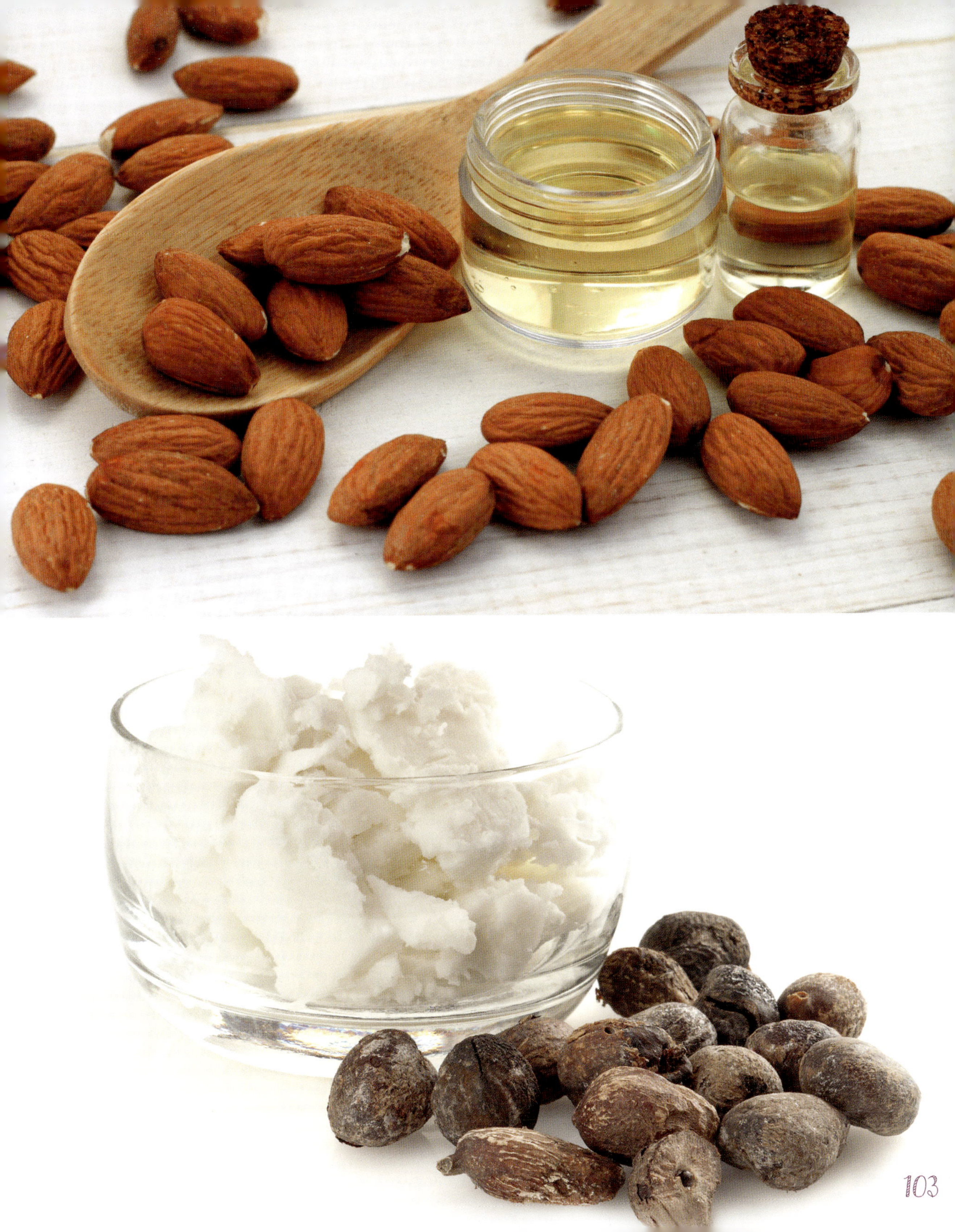

Weiche Handcreme für schöne Hände

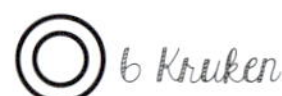
6 Kruken

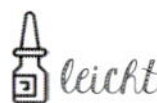
leicht

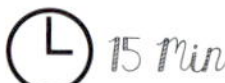
15 Min.

Zutaten

Utensilien:
6 Kruken à 50 ml

150 g Sheabutter
30 g Jojobaöl
30 g natives Mandelöl
90 g destilliertes Wasser (Ampuwa®)

1. Als Erstes gibst du die Sheabutter mit dem Jojobaöl und dem Mandelöl in den Mixtopf und erwärmst die Zutaten 10 Minuten/ 40°C/ Stufe 3. Schiebe dann alles mit dem Spatel nach unten.
2. Dann lässt du bei laufendem Messer das destillierte Wasser Tröpfchen für Tröpfchen 5 Minuten/ Stufe 5 in die Masse einlaufen.
3. Anschließend füllst du die Handcreme in kleine Kruken ab und lässt sie erkalten.

Haltbarkeit:

Durch den recht hohen Wasseranteil ist die Handcreme nicht so lange haltbar. Im Kühlschrank hält sie sich 3 Monate. Außerhalb des Kühlschrankes innerhalb einer Woche verbrauchen. Deshalb den Übervorrat gesondert lagern.

Man kann aber auch hier mit konserviertem Wasser arbeiten und dann ist die Handcreme 1 Jahr lang haltbar.

Wirkung:

Sheabutter wird aus den Nüssen des Karitébaumes gewonnen. Sie enthält sehr viele Inhaltsstoffe, z.B. Vitamin E, Beta Carotin und Allantoin. Dieser Wirkstoff hat entzündungshemmende, zellregenerierende und wundheilende Eigenschaften.

Kakaobutter ist das Fett aus den Kakaokernen oder der Kakaomasse. Sie riecht nicht nur kakaoartig, sie schmeckt auch so. Sie ist reicht an gesättigten Fettsäuren und arm an ungesättigten.

Mandelöl enthält viele gesättigte und ungesättigte Fettsäuren, die dem Fett in unserer Haut sehr ähnlich sind. Deshalb ist das Öl sehr gut hautverträglich und stärkt unsere Barrierefunktion. Aber auch die im Mandelöl enthaltenen Vitamine schützen uns vor freien Radikalen.

Jojobaöl (richtig Jojobawachs) wird aus dem Samen des Jojobastrauches gewonnen. Dieser Wachs ist reich an Vitaminen und für alle Hauttypen geeignet. Da es kein Öl im eigentlichen Sinne ist, zieht es super gut in die Haut ein. Es verhindert zudem das Austrocknen der Haut.

➔EINSCHRÄNKUNG:

Eine Einschränkung besteht nur bei bestehender Allergie. Auch für Kinder geeignet.

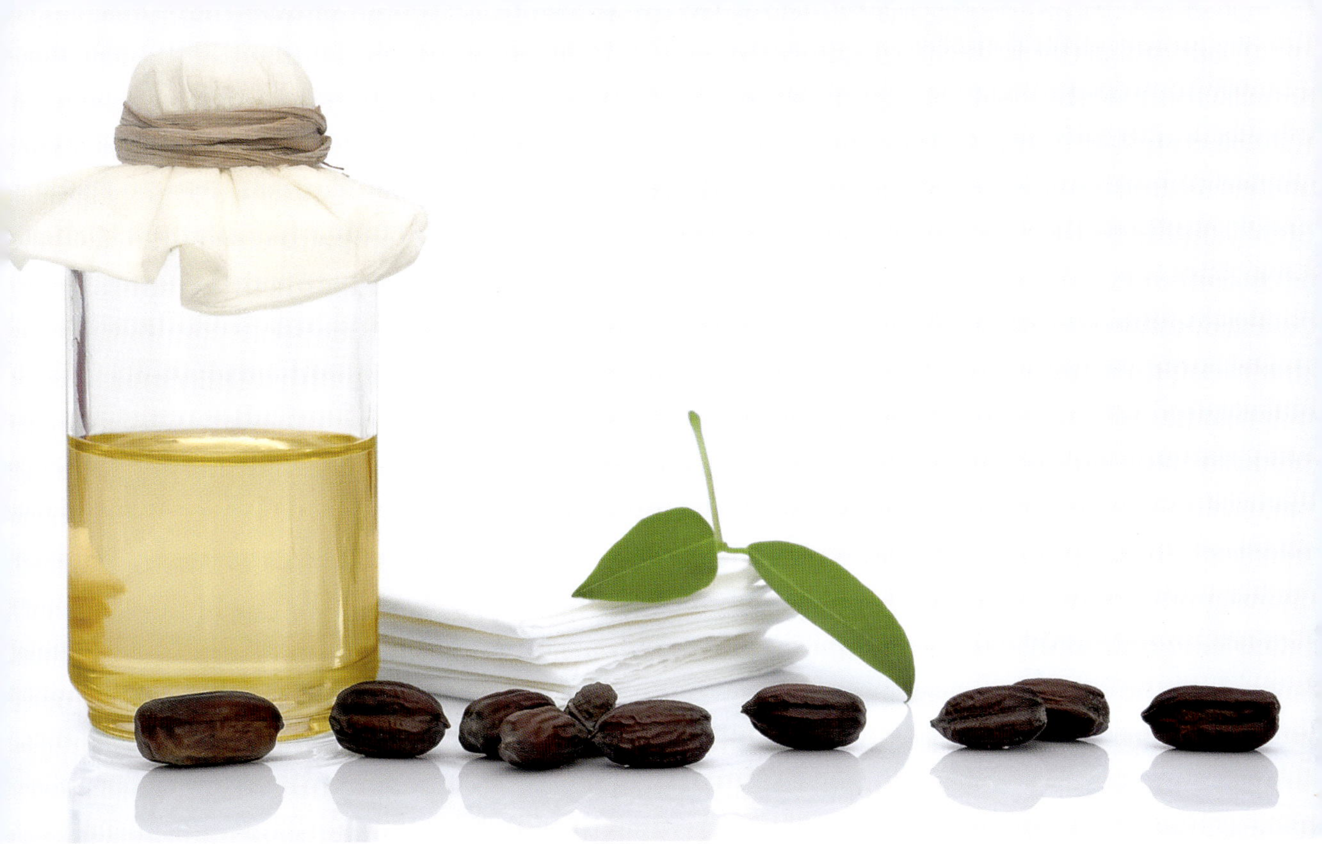

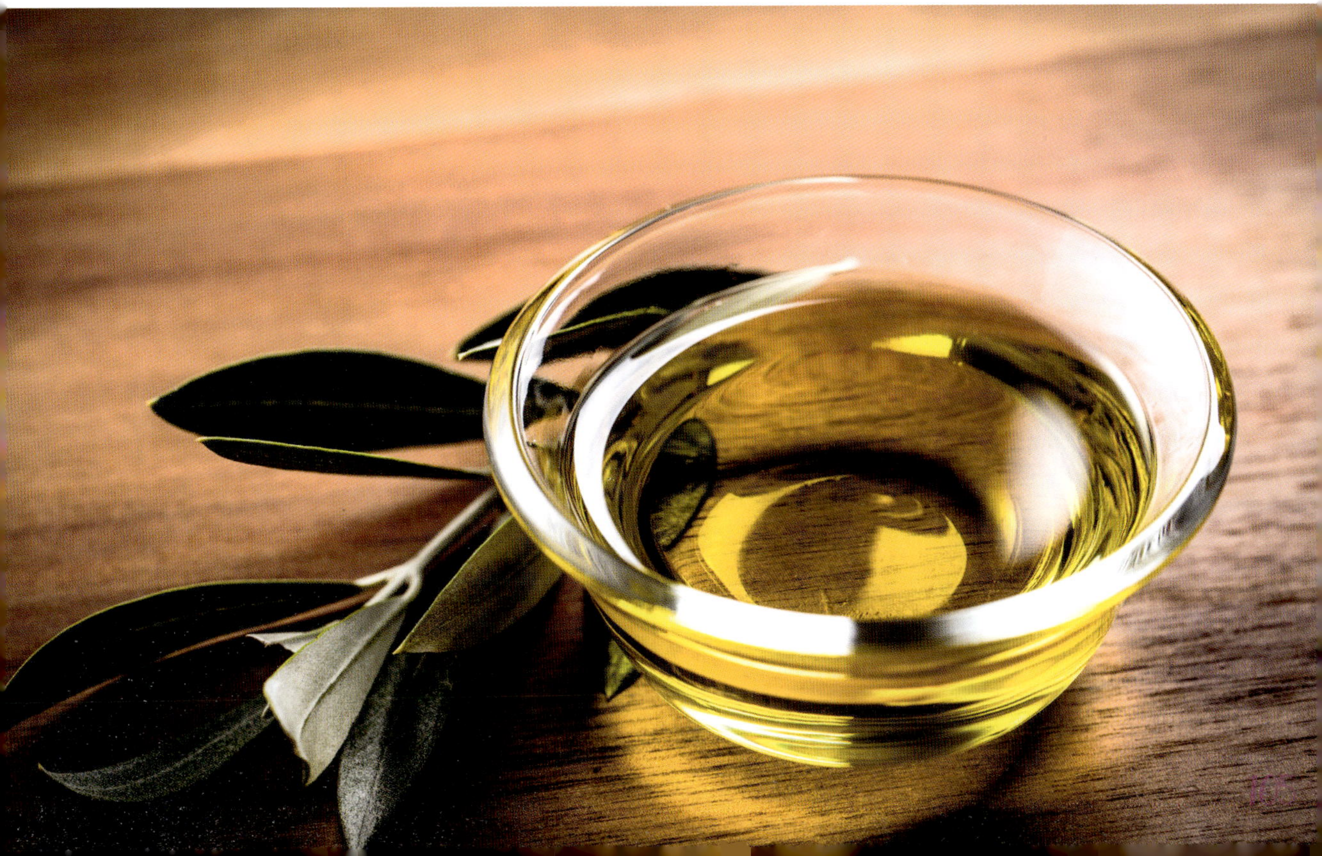

Pflegende Fußcreme für schöne Füße

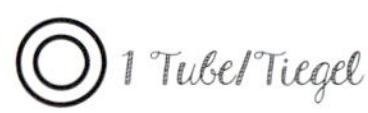

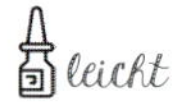

Zutaten

Utensilien:
1 Tube oder
Tiegel à 200 ml

60 g Bienenwachs
120 g Jojobaöl
40 Tropfen ätherisches Pfefferminzöl
20 g Aloe Vera-Gel

1. Zuerst gibst du das Bienenwachs in den Mixtopf und schmilzt es 15 Minuten/ 80°C/ Stufe. Lass es dann auf ca. 40°C abkühlen.
2. Stelle den Thermomix® auf 5 Minuten/ Stufe 3 und lass während des Vorgangs langsam das Jojobaöl durch die Deckelöffnung einträufeln. Die Masse muss sich gut vermischen. Säubere nun den Rand mit dem Spatel und schiebe alles nach unten. Vermenge die Mischung erneut 5 Minuten/ Stufe 3 und lass dabei das Pfefferminzöl einträufeln.
3. Schiebe wieder alles nach unten, gib das Aloe Vera-Gel hinzu und verrühre die Creme nochmal 1 Minute/ Stufe 4. In der Creme dürfen keine Klümpchen zurückbleiben. Nachdem sie vollständig abgekühlt ist, kannst du die Fußcreme in eine Tube oder einen Tiegel füllen.

Haltbarkeit:
Die Creme hält sich 1 Jahr.

Wirkung:
Die Heilpflanze Aloe Vera wirkt entzündungshemmend und leicht schmerzstillend.

Das Jojobaöl eignet sich für alle Hauttypen, wobei es sich eigentlich nicht um ein Öl, sondern um ein Wachs handelt. Es ist reich an Vitaminen, zieht gut ein und hinterlässt keinen Film auf der Haut.

Das Pfefferminzöl kühlt die Haut und verbreitet einen angenehmen Geruch.

→EINSCHRÄNKUNG:
Schwangere und Stillende nur nach Rücksprache mit dem Arzt. Asthmatiker sollten es nur ohne Pfefferminzöl verwenden. Für Schulkinder geeignet.

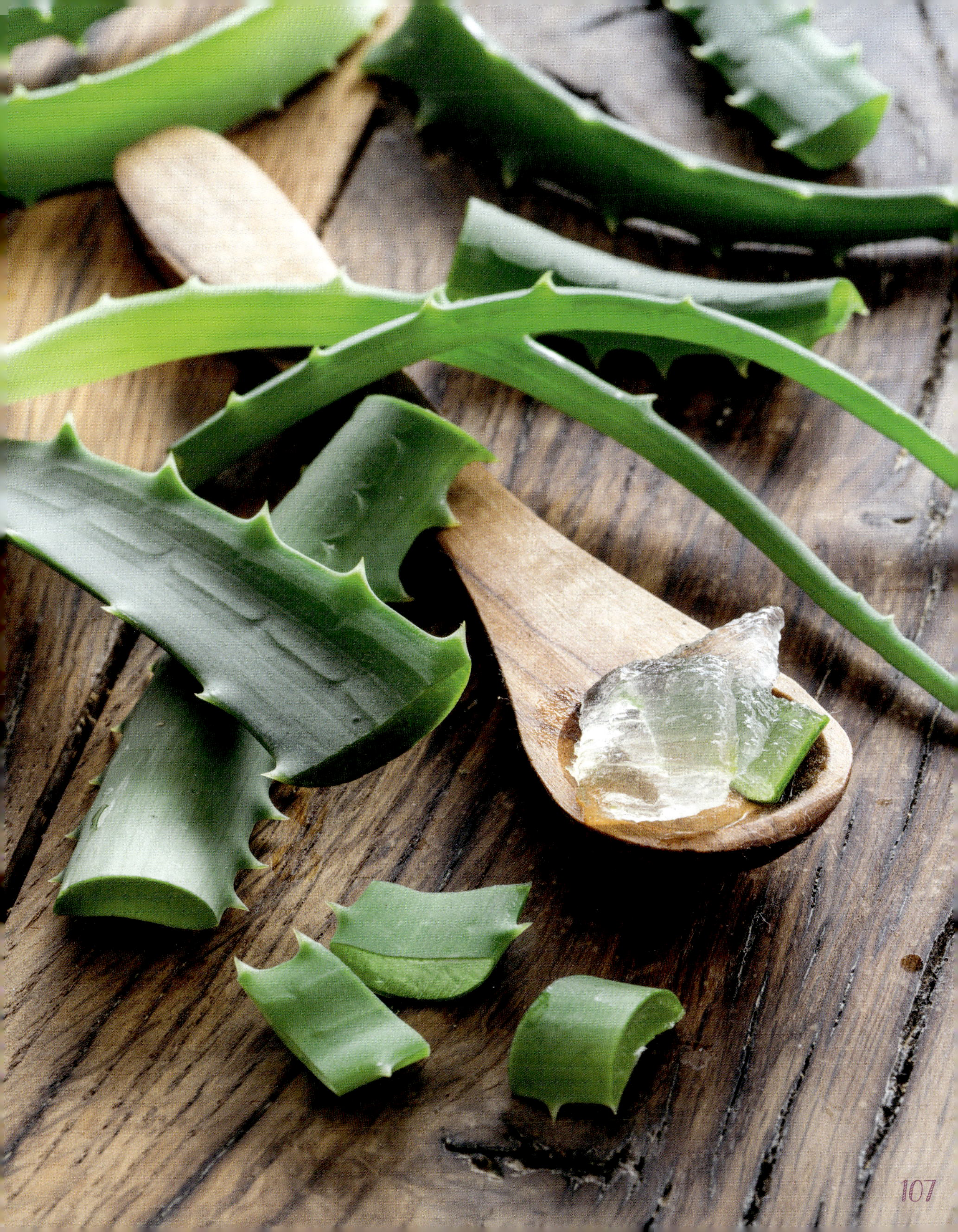

Lippenbalsam mit Honig

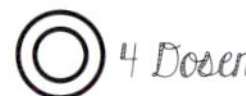
4 Dosen

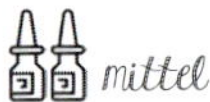
mittel

25 Min.

Zutaten

30 g Bienenwachs
70 g Kakaobutter
75 g Jojobaöl
25 g Honig

1. Als Erstes wiegst du das Bienenwachs in den Mixtopf ein und schmilzt es 15 Minuten/ 90°C/ Stufe 2. Nun lässt du das Bienenwachs auf 40°C abkühlen. Falls sich beim Abkühlen an den Rändern Krusten bilden, diese mit dem Spatel in die Masse schieben.

2. Dann gibst du die Kakaobutter, das Jojobaöl und den Honig dazu und erwärmst die Mischung 5 Minuten/ 40°C/ Stufe 3.

3. Jetzt kannst du die Creme in kleine Döschen füllen und offen erkalten lassen, damit sich kein Schwitzwasser bildet.

Haltbarkeit:
Die Creme ist bei Zimmertemperatur 6 Monate haltbar, im Kühlschrank 1 Jahr.

Wirkung:

Jojobaöl (richtig Jojobawachs) wird aus dem Samen des Jojobastrauches gewonnen. Dieses Wachs ist reich an Vitaminen und für alle Hauttypen geeignet. Da es kein Öl im eigentlichen Sinne ist, zieht es super gut in die Haut ein. Es verhindert das Austrocknen der Haut.

Bienenwachs ist von Natur aus weiß, durch Anreicherung des Blütenpollens ist das Wachs gelb. Man kann es aber auch gebleicht als Cera alba kaufen.

Kakaobutter ist das Fett aus den Kakaokernen oder der Kakaomasse. Sie riecht nicht nur kakaoartig, sie schmeckt auch so. Sie ist reicht an gesättigten Fettsäuren und arm an ungesättigten.

Honig wirkt antiseptisch, was bedeutet, dass er Keime an Wunden reduziert und Entzündungen hemmt. Somit ist der Honig das perfekte Mittel für raue Lippen, da er die Wundheilung beschleunigt.

→EINSCHRÄNKUNG:
Eine Einschränkung besteht nur bei bestehender Allergie. Auch für Kinder geeignet ab 1 Jahr.

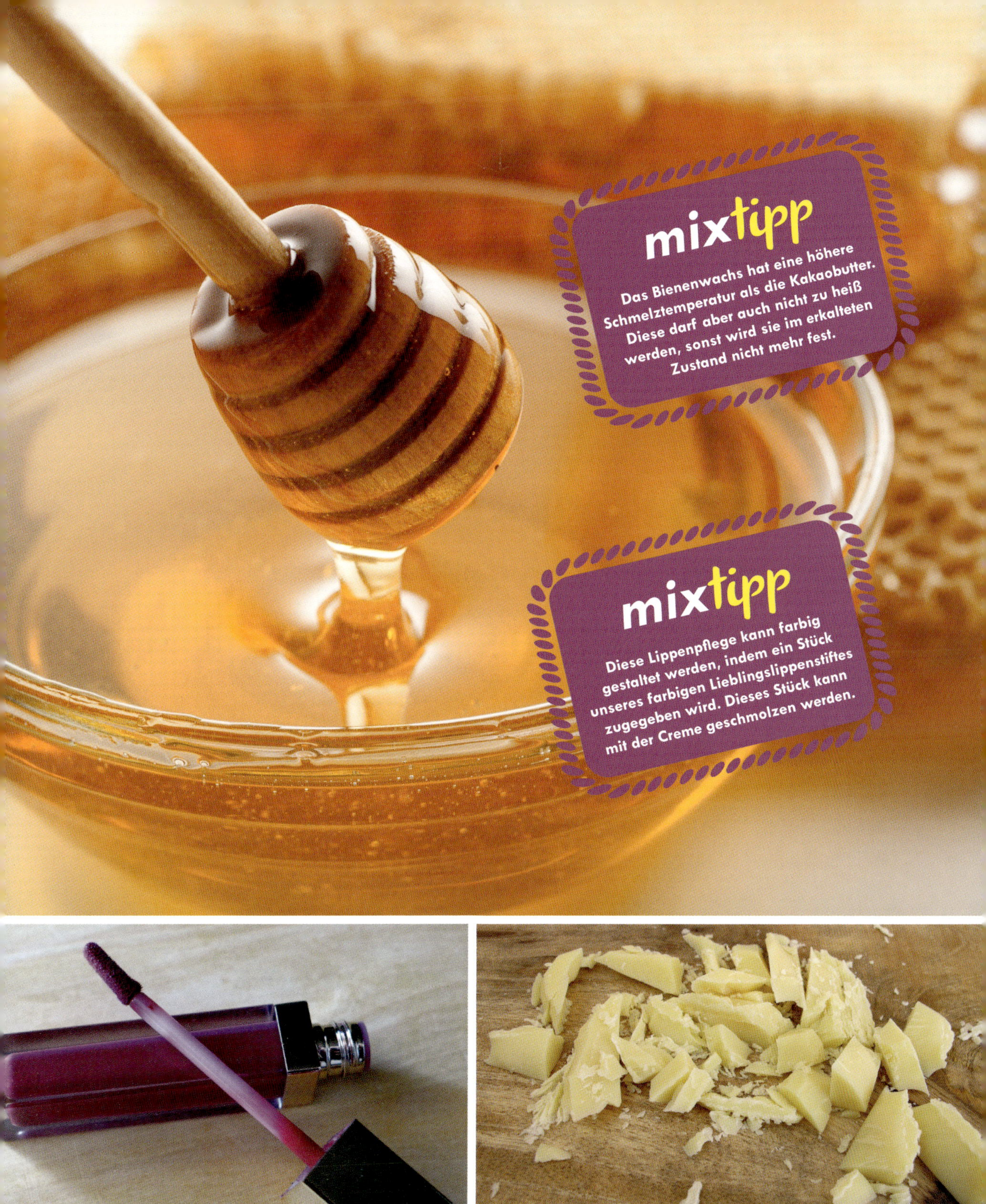
mixtipp
Das Bienenwachs hat eine höhere Schmelztemperatur als die Kakaobutter. Diese darf aber auch nicht zu heiß werden, sonst wird sie im erkalteten Zustand nicht mehr fest.
mixtipp
Diese Lippenpflege kann farbig gestaltet werden, indem ein Stück unseres farbigen Lieblingslippenstiftes zugegeben wird. Dieses Stück kann mit der Creme geschmolzen werden.

Pflegende Lippencreme

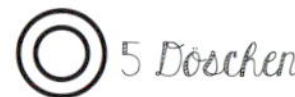
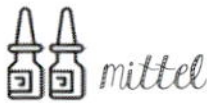

5 Döschen | mittel | 25 Min.

Zutaten

Utensilien:
5 Döschen à 50 ml

50 g Bienenwachs
175 g natives Olivenöl
2 g Dexpanthenol
ca. 20 Tropfen ätherisches Öl nach Wahl (z.B. Zitronenöl)

1. Als Erstes schmilzt du das Bienenwachs im Mixtopf 15 Minuten/ 90°C/ Stufe 2. Dann stellst du den Thermomix® auf Stufe 2 und fügst das Öl tröpfchenweise in den Mixtopf hinein. Zwischendurch einfach nur das Messer laufen lassen. Das Öl braucht Zeit, um die Temperatur des Bienenwachses anzunehmen und klumpt so nicht. Sollten sich Rückstände am Mixtopfrand bilden, diesen mit dem Spatel säubern und weiter rühren, bis das Öl eingearbeitet ist. Das dauert etwa 5 Minuten.

2. Nun rührst du das Dexpanthenol bei laufendem Messer auf Stufe 3 in die Grundmasse ein. Lass die Creme etwas abkühlen. Erst jetzt gibst du das ätherische Öl tropfenweise in den Mixtopf und vermischst es 2 Minuten/ Stufe 5 mit der Creme, denn diese Öle sind leicht flüchtig.

3. Abschließend füllst du die Lippencreme in kleine Döschen ab. So kann man die Creme sehr gut als Vorrat herstellen.

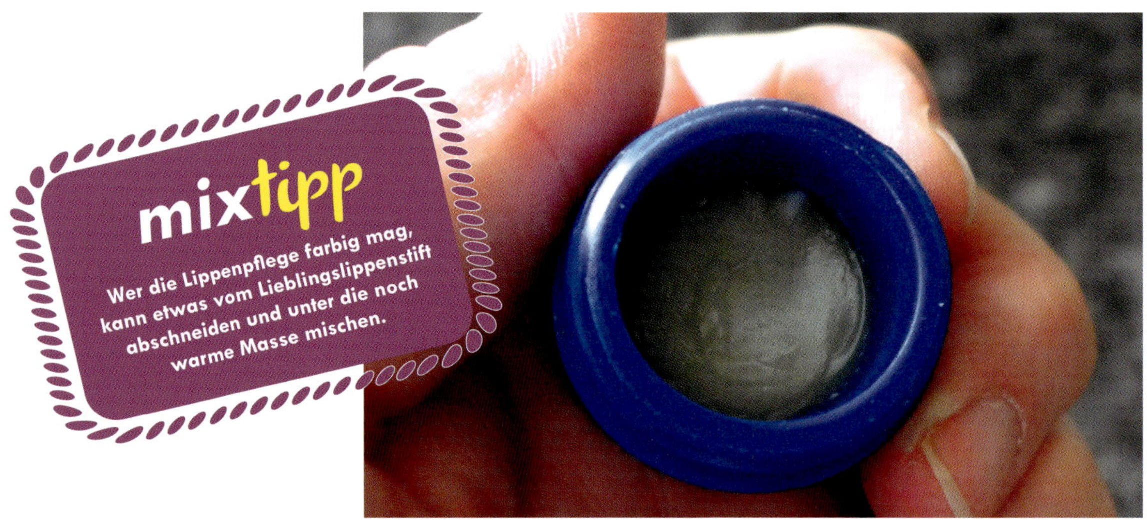

mixtipp

Wer die Lippenpflege farbig mag, kann etwas vom Lieblingslippenstift abschneiden und unter die noch warme Masse mischen.

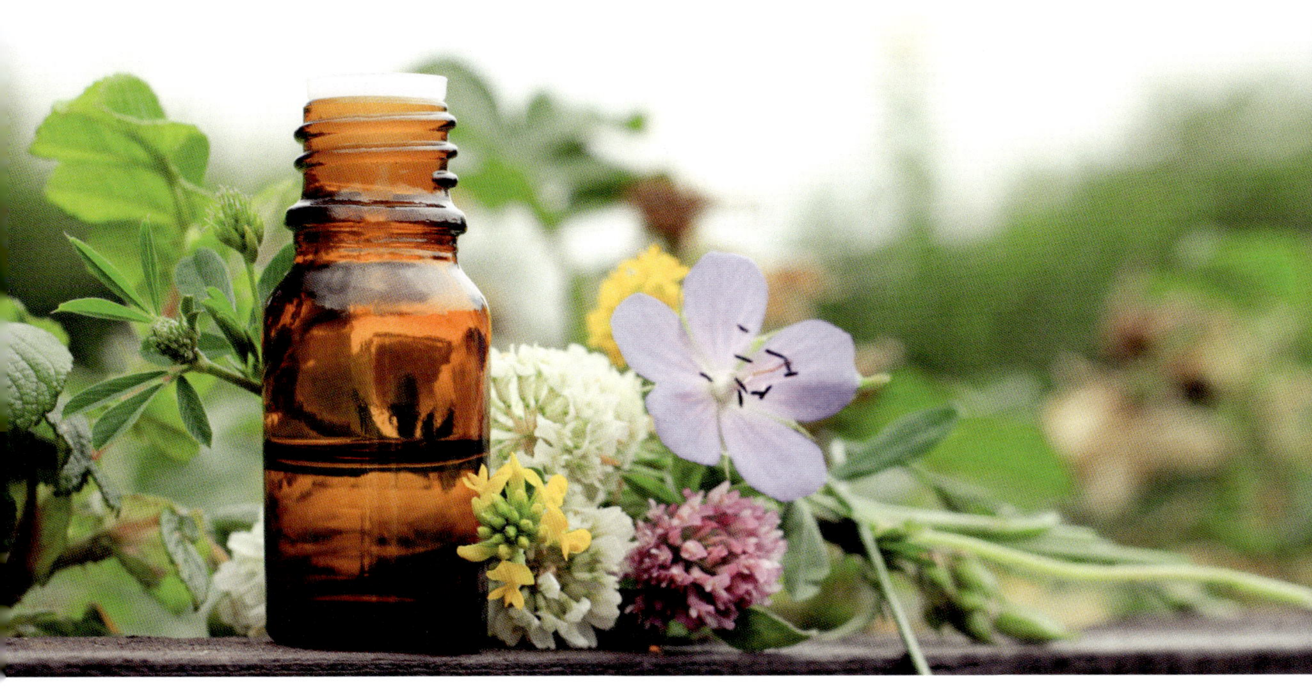

Haltbarkeit:

Angefangene Döschen sind 3 Monate haltbar. Die Vorratsdöschen 1 Jahr. Es darf sich allerdings kein Schwitzwasser auf dem Dosendeckel gebildet haben. Das passiert, wenn die Dose warm geschlossen wird. Und die Dose sollte randvoll sein, damit kein Sauerstoff in der Dose verbleibt.

Dosierung:

Lippenpflege mehrmals täglich verwenden.

Wirkung:

Dexpanthenol (Provitamin A) wird zur Pflege eingesetzt. Zur Wundheilung und gegen Entzündungen werden Dosierungen ab 5 % eingesetzt. Das reine Produkt ist zähflüssiger als Honig und zieht extrem Fäden. Es gibt aber auch Verdünnungen zu kaufen, die in der Verarbeitung einfacher sind. Da diese Verdünnungen aber mit destilliertem Wasser gestreckt werden, ist die Haltbarkeit leider immer kürzer.

Bienenwachs ist von Natur aus weiß, durch Anreicherung des Blütenpollens ist das Wachs gelb. Man kann es gebleicht als **Cera alba** kaufen.

Natives Olivenöl besteht aus wenig gesättigten und vielen ungesättigten Fettsäuren. Außerdem enthält es noch Vitamin A, Chlorophyll und Cartinoide (Provitamin A).

Vitamin A wird in der Kosmetik zur Straffung der Haut und Faltenglättung eingesetzt.

Das ätherische Öl soll nur einen guten Geruch erzeugen. Wer allerdings den neuerdings gewollten „Fülle-Effekt" möchte, kann es mal mit **Rosmarinöl** versuchen, denn dieses ist durchblutungsfördend und hat antimikrobielle Eigenschaften.

➔EINSCHRÄNKUNG:

Für Kinder ab 1 Jahr, allerdings ohne ätherische Öle. Auch in der Schwangerschaft diese Öle weglassen. Ansonsten nur anwenden, wenn keine Allergie auf diese Stoffe bekannt ist.

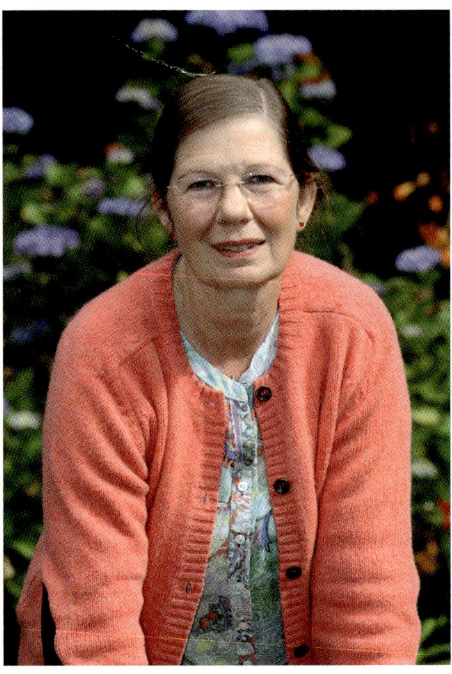

Ina-Maria Klups hat mittlerweile fast 40 Jahre Erfahrung im Anfertigen von Apotheken-Rezepturen, denn als PTA (Pharmazeutisch-technische Assistentin) gehört das Mörsern, Wiegen und Mischen spezieller Verschreibungen zu ihrem Arbeitsalltag. Aber auch im Privatleben wendet sie ihr Wissen und ihre Fähigkeiten an und hat so schon viele Heilmittel und Pflegeprodukte in der heimischen Küche hergestellt. Unterstützung hat sie dabei durch den Thermomix®, den sie sich vor einiger Zeit angeschafft hat. Natürlich kocht sie auch mit der vielseitigen Maschine, aber sie hat eben auch schnell entdeckt, dass er für ihre Hobbyrezepturen das ideale Küchengerät ist. Von der einfachen und schnellen Herstellung profitiert nicht nur die Familie, auch Freunde und Bekannte freuen sich über ihre einzigartigen Cremes und Salben.

Die besten Rezepte aus ihrer Sammlung, von Hustensaft bis Lippenpflege, teilt sie mit dir in diesem Buch. Ina-Maria Klups hofft, dass ihre Leser ebenso viel Freude beim Anfertigen und Ausprobieren haben wie sie selbst.